Mosaik
bei GOLDMANN

Buch

Wer gesund und schlank sein möchte, muss in Farbe essen: Das einzigartige Gesundheitsfarben-System von Prof. Dr. David Heber teilt Obst und Gemüse in sieben Farbgruppen ein und verbindet die moderne Ernährungswissenschaft mit den Erkenntnissen der Genetik. Bei seiner Farben-Diät bestimmen unsere Gene den Speiseplan und sorgen für die richtige Farben-Kombination. Ein maßgeschneidertes Programm mit DNA-kompatiblen Ernährungsplänen, wichtigen Nährstoffen, tollen Rezepten und Infos rund um die gesunde Ernährung trägt zur Gewichtsreduzierung bei, schützt den Körper vor Krankheiten und stärkt Herz und Kreislauf.

Autor

David Heber, Doktor und Professor der Medizin, ist einer der renommiertesten und führenden Ernährungswissenschaftler in den USA und Gründer des UCLA Center for Human Nutrition. Er beschäftigt sich in seiner Forschung mit der Frage, wie Ernährung und Gene im Zusammenspiel häufigen Erkrankungen vorbeugen können. Heber lebt in Los Angeles, Kalifornien.

Von David Heber außerdem bei Mosaik bei Goldmann

Die L.A.-Diät (16706)

David Heber
Die Farben-Diät

Schlank und gesund durch
ausgewogene Ernährung

Aus dem Amerikanischen
von Renate Weinberger

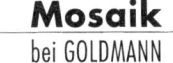

Mosaik
bei GOLDMANN

Die hier vorgestellten Informationen sind nach bestem Wissen und Gewissen geprüft, dennoch übernehmen der Autor und der Verlag keinerlei Haftung für Schäden irgendeiner Art, die sich direkt oder indirekt aus dem Gebrauch der hier vorgestellten Anwendungen ergeben. Bitte beachten Sie in jedem Fall die Grenzen der Selbstheilung, und nehmen Sie bei Krankheitssymptomen professionelle Diagnosen und Therapien durch ärztliche oder naturheilkundliche Hilfe in Anspruch.

2. Auflage
Vollständige Taschenbuchausgabe April 2003
© 2001 der Originalausgabe by David Heber, M.D., Ph.D.
Published by arrangement with
HarperCollins Publishers, Inc., New York, N.Y. USA
© 2003 der deutschen Erstausgabe
Wilhelm Goldmann Verlag, München,
ein Unternehmen der Verlagsgruppe Random House GmbH
Originaltitel: What Color is Your Diet?
Umschlaggestaltung: Design Team München
Redaktion: Lina Walther
Satz: Barbara Rabus, Sonthofen
Druck: GGP Media GmbH, Pößneck
Verlagsnummer: 16471
Kö · Herstellung: Max Widmaier
Printed in Germany
ISBN 3-442-16471-0
www.goldmann-verlag.de

*Für meine Familie, meine Patienten,
meine Freunde, meine untermüdlichen Helfer
und jeden, der sich mit seinem Essen
auseinanderstzt und sich damit beschäftigt,
wie man dadurch die eigene Gesundheit
verbessern kann.*

Inhalt

Teil II
Der Farbcode für Ihre Gesundheit

Teil III
Unsere Ernährung – Einblicke und Ausblicke

Einführung

Welche Farbe hat Ihr Essen? Ist es beige oder weiß? Warum ich Sie das frage? Nun, viele Menschen nehmen überwiegend farblose Nahrung zu sich, und das bekommt ihnen gar nicht gut. Die Farbe, von der ich spreche und die für Ihr Wohlbefinden wichtig ist, steckt in pflanzlicher Kost. Wie Studien zeigen, isst man davon in den Industrieländern im Durchschnitt täglich drei Portionen. Meist sind das zwei, drei Löffelchen gekochtes Gemüse, ein Schüsselchen Salat und ein Stück Obst. Bestehen diese drei Portionen der pflanzlichen Kost allerdings aus Eisbergsalat, Pommes frites und einem Klecks Ketchup als Farbgeber, bringen Sie sich – sprich: Ihren Körper – ganz schön in Schwierigkeiten.

Lebenselixier Farbe

Der Ernährungsbericht 2000 der Deutschen Gesellschaft für Ernährung e.V. (DGE) besagt, dass Erwachsene in Deutschland täglich weniger als 280 Gramm Gemüse und Obst zu sich nehmen, statt der empfohlenen 400 Gramm Gemüse und 200 Gramm Obst. Schwerpunkt der Ernährung vieler Menschen bilden Nudeln, Brot, Fleisch und Geflügel. Und es gibt tatsächlich eine ganze Reihe von Leuten, die weder Gemüse noch Obst essen.

Zwar steckt in jedem Nahrungsmittel irgendein wertvoller Nährstoff, aber nicht alle enthalten die kraftvollen, farbigen Substanzen, die Ihr Herz, Ihre Gene sowie Ihr Sehvermögen schützen und so manchen Krebserkrankungen vorbeugen können. Auch für die Vorbeugung von Krankheiten, die mit dem Älterwerden einhergehen, spielen die Farbstoffe der Pflanzen eine wichtige Rolle, genauso wie bei der Verhinderung von entzündlichen Prozessen im Körper. Die Rede ist von den variantenreichen Substanzen, die sich unter dem Begriff »sekundäre Pflanzenstoffe« oder »Phytochemikalien« vereinen.

Farben schützen

Pflanzen produzieren diese bioaktiven Stoffe zum eigenen Schutz gegen Krankheiten und Schädlinge sowie als Wachstumsregulatoren. Viele davon zeigen sich als für uns sichtbare Farben.

Ihre molekulare Struktur macht die sekundären Pflanzenstoffe zu erfolgreichen Fängern der freien Radikalen. Im Gegensatz zu stabilen Atomen, Molekülen oder chemischen Verbindungen, in denen ein Elektron immer an ein anderes gebunden ist, verfügen freie Radikale nur über ein Elektron. Sie versuchen daher, das fehlende Elektron mit aller Macht anderen Molekülen zu entreißen. Dabei schädigen sie Körperzellen und deren DNA, das heißt die Nukleinsäuren im Zellkern, die Träger der Erbinformationen.

Anmerkung: Heute verwendet man international – auch in populären Büchern – die englische Abkürzung DNA (**des**oxyribo**n**ucleid **a**cid) und nicht die deutsche (DNS = Desoxyribonukleinsäure).

Farben nützen

Im Verlauf des Buches werden Sie noch mehr über die Zusammenhänge zwischen den als Farben auftretenden sekundären Pflanzenstoffen und deren heilsamen Wirkungen erfahren. Vorneweg sei nur gesagt: Um sich die Vielfalt der Radikalfänger zu sichern, sollten Sie das ganze Farbspektrum, das pflanzliche Kost zu bieten hat, nutzen, also nicht nur viel Farbe, sondern auch möglichst viele verschiedene Farben in die Ernährung einbringen.

Betrachten Sie doch einmal Ihre Essgewohnheiten. Beschränken Sie sich weitgehend auf nährstoffarme Nahrung? Bei der Bewertung geht es nicht darum, wovon Sie zu viel essen, sondern von welchen Nahrungsmitteln Sie zu wenig essen. Häufig steht dem Zuviel an fett- und zuckerhaltigen – nährstoffarmen – Lebensmitteln ein Zuwenig an Obst und Gemüse gegenüber.

Ich habe nichts gegen Fett und Zucker, sie finden sich ja auch in Obst und Gemüse. Doch vergleichen Sie einmal den Nährstoffwert eines handelsüblichen Hamburgers mit dem einer Banane. Beides liefert Energie in Form von Kalorien. Doch verbrauchen Sie die Kalorienmenge, die Sie sich mit einem Hamburger einverleiben, wirklich? Ist es nicht viel sinnvoller, weniger Kalorien zu sich zu nehmen, dafür aber mehr Nährstoffe, die Ihnen tatsächlich Energie, Vitalität und mehr Gesundheit verschaffen? Wenn Sie also zum Beispiel Brot, Pasta, Kuchen und anderes Gebäck durch Obst und Gemüse ersetzen, vermeiden Sie jene total überflüssigen Kalorien, die Sie nie und nimmer verbrennen. Den Beweis für diese Tatsache liefern die übermäßigen Fettpölsterchen, über die sich nicht nur in Deutschland jeder Zweite beklagt. Im Kampf gegen mehr oder weniger ausgeprägtes Übergewicht befindet man sich in den Industrieländern in bester Gesellschaft. Doch fühlen Sie sich da wirklich wohl? Ist es jetzt nicht höchste Zeit für Sie, Ihre Ernährung unter die Lupe zu nehmen – und etwas daran zu verändern?

Geheimrezept: Obst und Gemüse

Dass Obst und Gemüse gesund sind, pfeifen die Spatzen von den Dächern. Was soll dabei noch geheim sein, werden Sie sich fragen. Ganz einfach: die Farben. Jedes Kind kennt zwar den allgemeinen Gesundheitsaspekt der pflanzlichen Kost, aber über den gravierenden Unterschied, der zum Beispiel zwischen fahlgrünem Eisbergsalat oder weißlichen Kartoffeln und roten Tomaten, orangefarbenen Möhren oder tiefblauen Heidelbeeren besteht, wissen nicht sehr viele Menschen Bescheid.

Jede Farbe bringt Ihrem Körper einen speziellen Nutzen, daher besitzen die Farben der Nahrungsmittel für Ihre Ernährung eine so große Bedeutung. Mit diesem Thema in all seinen Facetten beschäftige ich mich seit fast zwanzig Jahren als praktischer Arzt, Wissenschaftler und Dozent. Ich habe dieses Buch geschrieben, um Ihnen mein Wissen, dessen Herzstück ein »Farbcode« ist, auf leicht verständliche Weise zu vermitteln. Da die meisten Menschen gern wissen, warum sie irgendetwas tun sollen, erkläre ich Ihnen auch die Zusammenhänge. So werden Sie sich leicht davon überzeugen lassen, dass die Ziele, die ich nachfolgend erst einmal nur auflliste, nicht zu hoch gegriffen sind. Und Sie werden gleich einen Eindruck gewinnen, welchen unglaublichen Nutzen es Ihnen bringt, wenn Sie die ganze Bandbreite von Obst und Gemüse in Ihre Ernährung einbinden. So erfahren Sie zum Beispiel Folgendes in diesem Buch:

- Wie Sie mithilfe von Obst und Gemüse die Kalorienzufuhr reduzieren und gleichzeitig die Aufnahme von Nährstoffen erhöhen können. Sie nehmen dabei ab und sind in der Lage, Ihr Wunschgewicht auf gesunde Weise zu halten.
- Welche Obst- und Gemüsesorten helfen,
  - Sie vor einem Herzinfarkt zu bewahren;
  - Sie vor häufig vorkommenden Krebsarten, zum Beispiel Brust-, Prostata- oder Darmkrebs, zu schützen;
  - Entzündungsprozesse unterschiedlichster Art in Ihrem Körper zu verhindern, darunter jene, die zur Entstehung von Herzerkrankungen und manchen Krebsarten beitragen;
  - Schaden von Ihrer DNA (Ihrem Erbgut) fern zu halten.

Einseitige Ernährung schadet

Sie lernen außerdem, Ihre Ernährung so zu gestalten, dass Sie alle lebenswichtigen Nährstoffe in ausreichender Menge zu sich nehmen, um Ihre Gesundheit zu verbessern und langfristig zu erhalten. Sie werden Ihren persönlichen Bedarf an Ballaststoffen, Proteinen (Eiweißen), Fetten, Vitaminen und Mineralstoffen herausfinden.

Viele Diäten beschränken sich auf einen Schwerpunkt. So wird zum Beispiel häufig empfohlen, Fette aus der Nahrung wegzulassen oder stark zu reduzieren. Dies kann aber zu einem Proteinmangel im Körper führen und die Muskeln beeinträchtigen. Beim ebenfalls oft empfohlenen Verzicht auf Zucker oder ähnliche Kohlenhydrate können die »guten« Kohlenhydrate, die in Obst und Gemüse stecken, schnell zu kurz kommen.

Für Ihre Gesundheit sind jedoch alle Nährstoffe von Bedeutung, deshalb behalte ich sie in diesem Buch auch alle im Auge. Obst und Gemüse bilden die Basis, werden aber ergänzt durch die benötigten Proteine und sonstigen wichtigen Nährstoffe. Ich gehe dabei von der Tatsache aus, dass Ihr Kalorienbedarf nicht von der Körpergröße und dem Gewicht bestimmt wird, sondern vom Verhältnis zwischen »fettem« und »magerem« Gewebe. Einer der Schlüssel zu Ihrem Nährstoffbedarf liegt also in Ihrem Körperfett.

Zusammenhänge kennen

In vielen Diätbüchern steht nur, was man tun soll, aber nicht aus welchem Grund. Vielen Menschen genügt das nicht, sie wollen den Hintergrund und die Zusammenhänge kennen. Diese Menschen werden an diesem Buch besondere Freude haben, denn sie finden darin nicht nur fundierte Ratschläge, sondern auch ausführliche Erläuterungen dazu. So erfahren sie im Einzelnen, warum Obst und Gemüse nicht nur in ausreichender Menge Bestandteil der täglichen Nahrung sein sollten, sondern warum auch deren Farben helfen, vor ernsten Gesundheitsstörungen zu schützen. Im Mittelpunkt stehen dabei unsere Gene, die durch unsere moderne Ernährung auf unterschiedliche Weise angegriffen werden.

Ich möchte Ihnen mit diesem Buch helfen, zu einer Ernährungsweise zu finden, die in Einklang mit den ererbten

Bedürfnissen Ihres Körper steht. Das ist die beste Garantie für gute Gesundheit und ein Körpergewicht, bei dem Sie sich wohl fühlen.

Und nun gehen Sie mit mir auf die Ernährungsreise, auf der Sie Obst und Gemüse als faszinierend schlagkräftige Werkzeuge gegen Krankheiten und Übergewicht kennen und verwenden lernen.

Teil I

Bringen Sie Farbe in Ihre Ernährung

1 Warum die Farbe unserer Nahrung so wichtig ist

Um das zu verstehen, was Humangenetiker und Ernährungswissenschaftler an Ergebnissen und Erkenntnissen zu Tage gefördert haben, muss man manchmal einen Blick weit zurück werfen. Wir wissen heute, dass viele DNA-Schädigungen, die im Lauf des Lebens entstehen, mit unserer Ernährung zusammenhängen. Und fast alle Experten sind der Meinung, dass die Phytostoffe dieser Gefahr entgegensteuern können. Doch warum das so ist, lässt sich nur aus der uralten Geschichte der Menschheit erklären.

Ernährung früher und heute

Beigefarbene Nahrungsmittel, wie zum Beispiel Getreide, haben eine jahrtausendealte Tradition. Zwar sind sie ohne Zweifel eine zuverlässige Kalorienquelle, aber das fordert seinen Preis. Beispielsweise bestand die Nahrung der alten Ägypter vorwiegend aus Getreide. Als man eine ganze Reihe der Mumien näher untersuchte, stellte man fest, dass bereits in der Antike Arthritis, Diabetes und Krebs sehr häufig auftraten. Zu ähnlichen Erkenntnissen kam man bei einem Vergleich der Jäger und Sammler mit den Bauern der Frühzeit. Während die Jäger und Sammler eine im wahrsten Sinne bunt gemischte Nahrung zu sich nahmen, beschränkte sich die Kost der Bauern weitgehend auf beiges Korn. Wer von diesen beiden Gruppen weniger von Krankheiten heimgesucht worden war, lässt sich leicht schlussfolgern. Unter einem farblosen Essen litt auch im alten Rom die Gesundheit des Volkes. Der magenfüllende Teil des Prinzips »Brot und Spiele«, mit dem die römische Oberschicht Volksaufstände verhindern wollte, bestand aus Getreide, das man aus Ägypten herbeischaffte. Gestatten Sie mir die ketzerische Frage: Spielt das Fastfood nicht eine ähnliche Rolle in unserer modernen Gesellschaft?

Was unserer modernen Ernährung fehlt

Unabhängig von modernen gesellschaftspolitischen Fragen lässt sich die Tatsache nicht wegdiskutieren, dass auch noch in unserer heutigen Ernährung das Getreide im Mittelpunkt steht. Es ist einigermaßen preiswert und steht rund ums Jahr zur Verfügung, um daraus die unterschiedlichsten Nahrungsmittel herzustellen.

Verstehen Sie mich bitte nicht falsch. Ich bestreite keineswegs den hohen Nährwert von Getreide. Mir geht es aber – aus gutem Grund, wie Sie noch erfahren werden – um die Farbe Beige, die sich in allen Bereichen der Ernährung breit gemacht hat. Selbst unsere Haustiere – von der Kuh bis zum Hund – werden häufig ausschließlich mit beigem oder bräunlichem, getreidehaltigem Pressfutter abgespeist. Da muss man sich nicht wundern, wenn die Tiere in Menschenobhut unter Krebs, Diabetes und anderen Krankheiten des Menschen leiden.

Essen ist ein Genuss, der all unsere Sinne befriedigen soll. Und was tun wir? Wir geben unser sauer verdientes Geld für so unsinnliche, farblose Nahrung wie Pommes frites, Hamburger und Käse aus. Dabei malträtieren wir unsere Gene, die seit Urzeiten auf einen hohen Anteil pflanzlicher Kost ausgerichtet sind. Auf dem Speiseplan unserer Urahnen, deren Gene wir immer noch in uns tragen, standen weder fetttriefende noch industriell bearbeitete Nahrungsmittel, geschweige denn Tabak und Alkohol. Man muss gar nicht unsere nächsten Pflanzen fressenden Verwandten – die Menschenaffen – heranziehen, obwohl deren Nahrung in Bezug auf Farbe, Konsistenz, Struktur und Geschmack eine beispielhafte Vielfalt aufweist. Ein gutes Beispiel für eine gengerechte und damit gesunde Ernährung liefern die (wenigen) noch als Jäger und Sammler lebenden Naturvölker in Neuguinea. Im Nahrungsspektrum dieser Menschen finden sich mehr als achthundert verschiedene Pflanzen. Auf deutschen, österreichischen, schweizerischen oder amerikanischen Speiseplänen tauchen – übers Jahr gesehen – im Schnitt weniger als zwanzig Obst- und Gemüsesorten auf. Auch beim täglichen Verzehr dieser wertvollen Kost sieht die Bilanz düster aus. Nicht allzu viele Menschen verspeisen täglich Gemüse oder Obst und schon gar nicht die wünschenswerten fünf Portionen. Sie werden jedoch gleich sehen, warum sowohl eine gewisse Menge als auch eine breite Vielfalt an pflanzlicher Kost Sie vor gesundheitlichem Schaden und überflüssigen Fettpölsterchen bewahrt.

Der gesunde Weg führt über den Regenbogen

Gewohnheiten – die guten wie die schlechten – schirmen uns gegen den täglichen Stress ab. So wie die Küken unter die schützenden Flügel der Henne schlüpfen, tauchen wir in vertraute Rituale und Gewohnheiten ab. Manche Gewohnheit schleicht sich unmerklich ein, zum Beispiel unsere Art zu essen. Mit dem ansteigenden Stress im Leben der Menschen in den Industrieländern schossen die Fastfood-Restaurants wie Pilze aus dem Boden und gaukelten uns vor, das schnell zur Verfügung stehende, Zeit sparende Essen würde unseren täglichen Stress lindern. Und so gewöhnten sich die Menschen massenweise daran, rasch etwas Essbares »einzuwerfen«; Burger, Pizza, Pommes, Currywurst und hunderterlei anderer Schnell- und Fertiggerichte locken an jeder Straßenecke und in jedem Supermarkt: »Iss mich, dann hast du keinen Stress mit dem Essen.«

In seinem tiefsten Inneren weiß jedoch fast jeder, wie massiv hier der Schein trügt – spätestens wenn man die schnellen, einseitigen Mahlzeiten als hartnäckige Fettpölsterchen mit sich herumschleppt oder der Körper Gesundheitsstörungen signalisiert. Ist es da nicht Zeit für eine Veränderung der Essgewohnheiten? Ja? Dann liegen Sie mit diesem Buch genau richtig! Es wird Ihnen ermöglichen, Ihre Ernährung ab sofort so zu gestalten, dass Sie es an Ihrer Gesundheit, Ihrem Wohlbefinden und letztlich an einem längeren Leben spüren. Und das ist kein leeres Versprechen!

Unzählige ernährungswissenschaftliche Studien kümmern sich um die optimale Gestaltung unseres leiblichen Wohls. Das ist einerseits sehr zu begrüßen, andererseits bringt es auch viel Verunsicherung. Lassen Sie sich davon nicht verwirren, Sie können nicht warten, bis auch der letzte Wissenschaftler ein Ergebnis beleuchtet und anerkannt hat. Bis dahin stehen wir längst – und manchmal viel zu früh – vor dem

Jüngsten Gericht und werden gefragt: »Was hast du für deine Gesundheit getan?« Klar, vieles wissen wir noch nicht oder noch nicht so genau, aber das ernährungswissenschaftliche Wissen und die bahnbrechenden Erkenntnisse in der Humangenetik sind inzwischen so fundiert und solide, dass an dem Rat »Bringen Sie Farben in Ihre Nahrung!« nicht zu rütteln ist.

Meine Aufgabe besteht darin, Ihnen nicht nur praktische Anleitungen zu geben, sondern auch das Fachchinesisch der Ernährungswissenschaftler und Humangenetiker in eine allgemeinverständliche Sprache zu übersetzen. Schließlich möchte ich Sie überzeugen. Würde ich Sie zur Veränderung Ihres Ernährungsverhaltens nur überreden oder Sie bitten, mir blind zu vertrauen, würden Sie gewiss bald zu Ihren alten, lieb gewonnenen Essgewohnheiten zurückkehren.

Schauen wir uns also gemeinsam an, warum der Weg zu einem gesunden Leben – bildlich gesprochen – über einen Regenbogen führt.

DNA und das Alphabet des Lebens

Zunächst einmal sollten Sie wissen, aus welchem Grund zwischen der Farbigkeit der Nahrung und den Krankheiten verursachenden DNA-Schädigungen ein enger Zusammenhang besteht.

DNA findet sich in jeder Zelle unseres Körpers. Ihre Form lässt mit einer sehr langen, in sich verdrehten Strickleiter vergleichen. Dieses »Gebilde« heißt Doppelhelix. Vier verschiedene, in einer bestimmten Weise miteinander verknüpfte Einheiten bilden die Sprossen. Es sind die vier DNA-

Basen A, T, G und C, die man auch das Alphabet des Lebens nennt (A = Adenin, T = Thymin, G = Guanin, C = Cytosin). Diese vier Buchstaben schreiben das Programm, nach dem jeder Organismus seine eigenen Proteine (Eiweiße, ohne die kein Lebewesen existieren kann) herstellt.

Den Träger der Information, die von einer Zelle benötigt wird, um ein bestimmtes Protein zu produzieren, nennt man Gen. Es ist ein kurzer Abschnitt der DNA, der die Information für genau ein Protein enthält. Die Art der Information eines Abschnittes wird durch die Abfolge – die Sequenz – der Basen A, C, G und T bestimmt. Dabei ist stets eine Base mit einer anderen verknüpft, wobei immer A (Adenin) mit T (Thymin) und G (Guanin) mit C (Cytosin) zusammengehen, um jeweils eine »Sprosse« der »DNA-Strickleiter« zu bilden.

In einer ruhenden Zelle liegt die DNA locker gewunden im Zellkern, erst während der Zellteilungsphase kommt es zu einer stäbchenförmigen Faltung, und es bildet sich die Transportform der langen DNA-Stränge: die Chromosomen, die in Körperzellen in doppelter Ausführung vorhanden sind. In Geschlechtszellen (Ei- und Samenzellen) kommt jedes Chromosom nur einmal vor, sodass sich bei deren Vereinigung ein Chromosomensatz der Mutter und einer des Vaters vereinigt. Daher trägt jeder von uns Eigenschaften und Merkmale beider Elternteile in sich.

Fassen wir kurz zusammen: Die DNA enthält den gesamten Bauplan der Lebewesen, der neben vielem anderen auch Aussehen und Verhaltensmuster einschließt, außerdem die Wachstums- und Regenerationspläne für Zellen und Organe sowie das Programm für unsere Abwehr- und Immunsysteme. Geprägt wird das Ganze von unseren rund 100 000 Genen, den Unterabschnitten der DNA, die vom Alphabet des Lebens völlig individuell »geschrieben« werden, sodass jeder eine unverwechselbare Person bildet.

DNA-Schädigungen und was man dagegen tun kann

Kehren wir zum Thema Ernährung zurück, denn nach diesem kleinen theoretischen Ausflug drängt sich Ihnen sicher die Frage auf: Was hat das mit meiner Gesundheit und meiner Nahrung zu tun? Die Erklärung basiert auf einer Tatsache: Jedesmal, wenn sich eine Zelle teilt oder neu bildet, muss die DNA der neuen Zelle vollständig und perfekt sein. Dabei passieren immer wieder Fehler, die aber von den körpereigenen Reparatureinheiten korrigiert werden. Im Lauf des Älterwerdens mehren sich die »Irrtümer« und damit die DNA-Schädigungen, die zu schwer wiegenden Gesundheitsstörungen führen können wie Krebs, Herzerkrankungen oder Diabetes.

Sauerstoff – ein Feind der DNA?

Die meisten dieser »Irrtümer der Natur« verlaufen harmlos, doch die DNA besitzt noch einen speziellen Feind: den Sauerstoff. Genauer gesagt, handelt es sich um instabile Sauerstoffverbindungen, die unter der Bezeichnung freie Radikale inzwischen gut bekannt sind. Wie schon erwähnt, werden diese Übeltäter gefährlich, sobald sie nichts anderes im Sinn haben, als in Ihrem Körper nach einem Opfer zu jagen, um ihm das ihnen fehlende Elektron zu entreißen. Diese aggressiven Moleküle entstehen in unserem Körper bei normalen

Stoffwechselvorgängen, aber auch durch Umweltgifte, Sonne oder Zigarettenrauch.

Sauerstoff, ohne den wir und unsere Erde nicht existieren könnten, hat also auch eine negative Seite. Freie oder Sauerstoffradikale verändern durch ihre Attacken lebenswichtige Bestandteile unseres Körpers, zum Beispiel Proteine, Zucker und Fette – und damit auch die DNA in den Zellen. Den Vorgang, bei dem die angegriffenen Zellen Elektronen abgeben, nennt man oxidieren, und dabei tragen die Zellen, die Zellmembran und der Zellkern Schäden davon. Die Gegner der freien Radikalen werden demzufolge Antioxidantien genannt.

Schützende Farbstoffe

Und damit sind wir wieder beim Regenbogen der Pflanzenfarben. Wir sehen diese Farben, weil die Farbstoffe aufgrund ihrer chemischen Struktur in der Lage sind, das für das menschliche Auge sichtbare Licht, also die Energie des für uns sichtbaren Teils der elektromagnetischen Strahlung, zu absorbieren. Und diese von den Farbmolekülen aufgenommene Energie besitzt einen neutralisierenden Einfluss auf Elektronen und damit auch auf jene Sauerstoffradikale, die eine Beschädigung der DNA verursachen können. Die Farbe schützt die Pflanze vor den schädigenden Auswirkungen des Sauerstoffs. Denken Sie nur mal an die rote Schale eines Apfels. Schneidet man den Apfel auf, wird das Fruchtfleisch im Nu braun, weil es nun schutzlos dem Sauerstoff der Luft ausgesetzt ist. In Verbindung mit Wärme und Licht entstehen Sauerstoffradikale, und der Oxidationsprozess beginnt.

Das Wichtige für uns dabei ist: Essen wir die rote Schale des Apfels, nehmen wir deren Schutzstoffe in uns auf – und schützen damit unsere DNA. Die Farbstoffe der Pflanzen schaffen es (genau wie manche Vitamine), den freien Radikalen ein Sauerstoffteilchen zu entreißen. Und damit werden diese Angreifer wie eine Bombe entschärft.

Und bedenken Sie bitte noch etwas: Je mehr freie Radikale in Ihrem Körper ihr zerstörerisches Werk betreiben, umso stärker werden Ihre körpereigenen Abwehrsysteme gefordert – und überfordert. Schon allein das wäre Grund genug, die ganze Farbvielfalt von Obst und Gemüse in Ihre Ernährung zu integrieren. Doch diese wunderbaren Nahrungsmittel können noch viel mehr.

DNA-Schutz aus der Nahrung

Unsere Abhängigkeit von den schützenden Substanzen, die sich in Obst und Gemüse befinden, besteht nicht erst seit gestern. Jeder von uns bekommt sie in die Wiege gelegt, weil sie schon seit Urzeiten im genetischen Programm des Menschen verankert ist. Im Lauf der Evolution hat der menschliche Körper eine ganze Menge eigener Abwehrsysteme entwickelt, die seine DNA vor Schäden bewahrt. Dabei sind allerdings einige Schutzmechanismen – wie die Fähigkeit, Vitamin C selbst zu produzieren, auf der Strecke geblieben. Wahrscheinlich war sie nicht mehr notwendig, da unsere ursprünglich Nahrung dieses Vitamin in Hülle und Fülle bot. Darauf kommen wir später noch einmal zurück. Bleiben wir zunächst noch bei den farbigen Substanzen des Obstes und Gemüses.

Die orangefarbenen Farbstoffe von Möhren werden zum Beispiel in den Fettzellen gespeichert und entfalten eine ganze Reihe schützender Wirkungen, indem sie unser Abwehrsystem stärken und Herzinfarkt sowie schädlichen Oxidationen durch Umweltgifte vorbeugen. Oder die im Brokkoli enthaltenen bioaktiven Substanzen regen die Körperzellen an, DNA-schützende Proteine zu produzieren.

Der Körper verwertet den größten Teil der Pflanzenstoffe. Nur etwa zwanzig Prozent der zugeführten Menge werden über den Urin ausgeschieden. Während des Abbauprozesses regen die Pflanzensubstanzen die DNA an, spezielle Proteine, die chemische Reaktionen beschleunigen, herzustellen. Diese Proteine nennt man Enzyme, die unglaublich viel Nützliches in unserem Körper vollbringen. Sie verwandeln nicht nur die Pflanzenstoffe in wahre Gesundmacher, sondern zerlegen auch Giftstoffe, die im Körper entstanden sind und beispielsweise durch Nahrung oder Medikamente zugeführt wurden, in unschädliche Einzelteile. Mit jedem Stück Obst oder Gemüse, das Sie essen, »schmieren« Sie diese körpereigene Entgiftungsmaschinerie!

DNA-Schädigungen und damit verbundene Krankheiten

Im Verlauf des Älterwerdens lässt die Kraft der körpereigenen, die DNA schützenden Systeme langsam nach. Außerdem produzieren unsere Zellen mehr Sauerstoff. Die DNA-Schädigungen nehmen zu, und manche führen zu Herzerkrankungen, Krebs und Alzheimer-Krankheit. Übergewicht fördert in erheblichem Maß die DNA-Schädigungen.

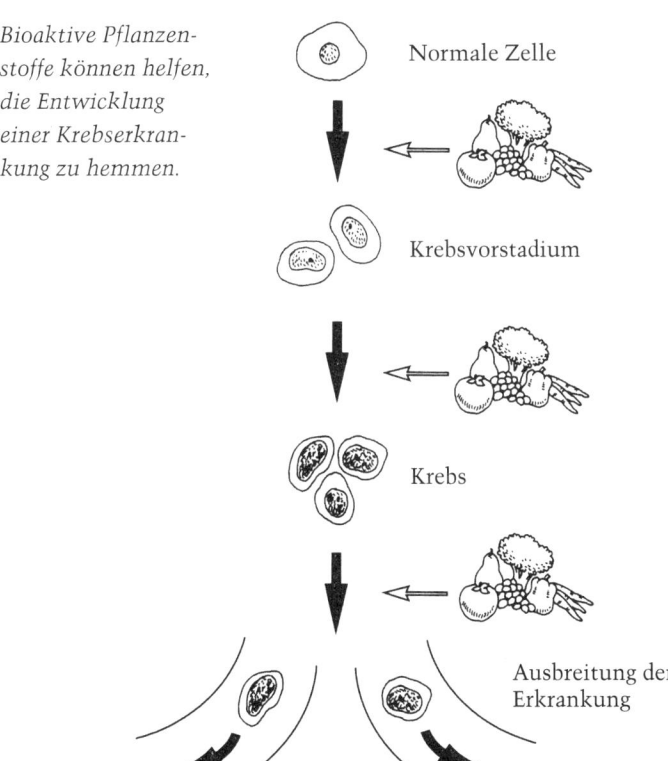

Bioaktive Pflanzen-stoffe können helfen, die Entwicklung einer Krebserkran-kung zu hemmen.

Normale Zelle

Krebsvorstadium

Krebs

Ausbreitung der Erkrankung

Nun lassen Sie sich aber von solch düsteren Aussichten nicht erschrecken, marschieren Sie lieber konsequent auf das Licht am Ende des Tunnels zu. Dieses Licht, das Ernährungsumstellung heißt, ist keine Fata Morgana. Weltweite Studien haben überzeugende Fakten auf den Tisch gelegt:

• Das Risiko für Krebserkrankungen liegt in Ländern, in denen man etwa ein Pfund Obst und Gemüse pro Tag verspeist, um 50 Prozent niedriger als in Regionen, in denen wenig pflanzliche Kost gegessen wird.

- Die in Obst und Gemüse enthaltenen Substanzen wirken vorbeugend gegen Krankheiten, die mit DNA-Schädigungen einhergehen. Dazu gehören Herzerkrankungen, Diabetes sowie manche Krebsformen, zum Beispiel Brust- und Prostatakrebs.

- Die Mehrzahl aller Krebsarten sind nicht ererbt, sondern erworben, das heißt, sie entstehen im Lauf des Lebens durch die Anhäufung von DNA-Schädigungen. Der Verzehr von Obst und Gemüse hat sich diesbezüglich als wirksame Vorbeugungsmaßnahme erwiesen.

- Fast 90 Prozent der Diabeteserkrankungen stehen in Zusammenhang mit Übergewicht und übermäßiger Nahrungsaufnahme. Nach Ausbruch der Krankheit müssen 70 bis 80 Prozent der Betroffenen innerhalb der nächsten zehn Jahre mit dem Tod durch eine Herzerkrankung rechnen. Dieses Risiko lässt sich mit einer Ernährung, die viel Obst und Gemüse enthält, deutlich senken.

- Freie Radikale entstehen durch ganz normale Stoffwechselprozesse, doch mit fortschreitendem Alter nimmt die Produktion dieser DNA-Schädiger vehement zu, was zu der Alzheimer-Krankheit und anderen Beeinträchtigungen der Gehirnzellen führen kann. Auch der Alterungsprozess wird gefördert. Daher sind die Inhaltsstoffe von Obst und Gemüse, die das ganze Leben lang den DNA-Schutz stärken können, im Verlauf des Älterwerdens ganz besonders wichtig.

Der DNA-Code und der Farbcode
von Obst und Gemüse

Unser DNA-Code, also die Struktur der DNA des Menschen, wurde vor mehr als 50 000 Jahren festgelegt und ist daher nicht auf die Zufuhr von Hamburgern, Chips, Pommes frites und Pizza eingerichtet. Und genau daher rühren viele der gesundheitlichen Probleme, mit denen sich die Menschen heutzutage herumplagen. Millionen und Abermillionen stopfen sich mit dieser beigefarbenen Nahrung voll, in der sich kaum ein Fitzelchen Farbe, das aus Obst oder Gemüse stammt, findet. Die kohlenhydratreichen Kalorien lassen die Reparatursysteme, die den natürlichen DNA-Beeinträchtigungen entgegensteuern, erlahmen oder überfordern sie, weil die bioaktiven – ausgleichenden und unterstützenden – Pflanzenstoffe fehlen. Zur Eskalation – zu Gesundheitsstörungen – kommt es dann, wenn diese farblose Form der Nahrung bevorzugt und noch dazu in übermäßigen Mengen gegessen wird. Die Folgen dieser einseitigen, farblosen Ernährung kennt jeder: Übergewicht mit jeder Menge Fettzellen.

Zu allem Übel verändern Fettzellen nicht nur unser Aussehen, sondern sie geben auch Substanzen frei, die Entzündungsprozesse fördern und eine Schlüsselrolle bei der Entstehung von Arteriosklerose und den häufigen Krebsarten spielen. Die Konsequenz: je mehr Fettzellen, umso mehr zerstörerische Substanzen. Dass auch hier die Substanzen des Obstes und Gemüses als wirksame Gegenspieler und Retter zu empfehlen sind, liegt nahe.

Der »Farbcode für die Ernährung« in diesem Buch ist darauf ausgerichtet, alles Fehlende in Ihre Ernährung zu integrieren, um den Schutz Ihrer Zellen mit allen ihren lebenswichtigen Vorgängen deutlich zu verbessern.

Mit Maß und Ziel essen

Von manchen Lebensmitteln essen wir unabsichtlich mehr, als uns gut tut, weil sie unsere Geschmacksknospen »kitzeln«. Leider verstecken sich in solchen Leckereien jede Menge Zucker und Fette. Verderben Sie sich am besten selbst den Appetit auf diese überflüssigen Kalorien, indem Sie einen Blick auf die Zutatenliste werfen. Doch Ihre Geschmacksknospen sollten Sie trotzdem befriedigen, aber eben nicht mit Süßigkeiten oder Knabberzeug. Greifen Sie lieber zu Obst und Gemüse, deren Geschmacksspektrum von süß über säuerlich bis hin zu pikant reicht und somit die verschiedenen Geschmacksrichtungen unserer »Gelüstchen« abdeckt.

Es geht keineswegs darum, Zucker und Fette vollkommen aus der Ernährung zu verbannen. Beides gehört – in der richtigen Menge und in gesunder Form – in Ihr »Nahrungspaket«. In diesem ausgewogenen Paket dürfen vor allem die richtigen Proteine nicht fehlen. Zum einen sollten Sie möglichst bei jeder Mahlzeit Proteine zu sich nehmen, zum anderen empfehle ich, dass die Hälfte Ihres täglichen Proteinbedarfs aus Sojaproteinen besteht.

Ihr tägliches »Nahrungspaket« im Überblick

Den Tag mit einer Tasse Kaffee und einem Brötchen zu beginnen zählt nicht zu den guten Ernährungsideen, zumindest nicht zu den gesunden. Besser ist es, mit ballaststofffreichen Soja-Cerealien zu starten. Wer es morgens sehr eilig hat, kommt mit einem schnell angerührten Sojaprotein-Shake und etwas Obst gesund in Schwung.

Gute und fettarme Proteinlieferanten für das Mittag- und Abendessen sind Sojafleisch (TVP), Hühnerfleisch, weißes Putenfleisch, Weißfisch oder Meeresfrüchte wie Shrimps, Kammmuscheln oder Hummer. Richtwerte für die Menge pro Mahlzeit sind 90 Gramm für Frauen und 180 Gramm für Männer, wobei natürlich der individuelle Proteinbedarf berücksichtigt werden muss (siehe »So berechnen Sie Ihren Kalorien- und Proteinbedarf«, Seite 161). Große, kräftige Männer brauchen vielleicht noch einen zusätzlich Soja-Drink am Nachmittag.

Kein Tag ohne Obst und Gemüse

Wenig Fett, wenig Zucker und ausreichend Proteine bilden die eine Säule Ihres »Nahrungspakets«. Ohne die zweite Säule – Obst und Gemüse – käme das Ganze mächtig ins Wanken. Doch auch bei diesen wertvollen Nahrungsmitteln ist Ausgewogenheit angesagt, und zwar, was die Farbe betrifft. Den ganzen Tag nur Orangen zu verspeisen ist genauso wenig sinnvoll wie tagelang Kohl zu essen. Den vollen gesundheitlichen Nutzen der pflanzlichen Inhaltsstoffe schöpfen Sie nur aus, wenn Sie das ganze Farbspektrum, das Obst und Gemüse zu bieten haben, in Anspruch nehmen. Damit Ihnen das nicht schwer fällt, gibt es den Farbcode, der das Obst und Gemüse sieben Farbgruppen zuordnet: rot, rot/purpur, orange, orange/gelb, grün, gelb/grün und weiß/grün (siehe Tabelle »Das Gesundheitsfarben-System«, Seite 47).

Jeder Farbstoff einer Pflanze beinhaltet spezielle Phytosubstanzen, sodass – wie gesagt – nur die Kombination der verschiedenen Farben den Schutz Ihrer Gesundheit sichern kann. Ich gebe Ihnen im Folgenden noch viele Tipps, wie Sie diese Schutzfunktion in Ihre tägliche Ernährung harmonisch einbinden können.

Und wer jetzt meint, das wäre ihm wohl doch alles viel zu umständlich, schließlich könne man alle Vitamine, Mineralstoffe und was der Körper sonst noch so an wichtigen Substanzen braucht, mittels eines Nährstoffergänzungspräparates zu sich nehmen, unterliegt einem Trugschluss. Wie Sie später noch lesen werden, bin ich keineswegs ein Gegner dieser Präparate. Doch aus langjähriger Erfahrung weiß ich, dass viele Menschen diese Präparate als Alibi nehmen, um munter mit ihrer ungesunden Ernährung weiterzumachen. Und das funktioniert nicht!

Fangen Sie an!

Das Gesundheitsfarben-System ist wirklich ein einfache Methode, um mehr Gesundheit, Wohlbefinden und eine erfreuliche Figur zu erlangen. Fassen wir nochmal kurz zusammen, was auf Sie zukommt:

- Sie lernen, wie Sie dank des Gesundheitsfarben-Systems farblose, stärkehaltige Nahrung durch die farbige Palette von Obst und Gemüse ersetzen.
- Sie lernen, Süßigkeiten, Knabbereien und andere fett- und zuckerreiche Lebensmittel gegen geschmackvolle, ballaststoffreiche Nahrung, die sättigt und die »Gelüste« befriedigt, auszutauschen.

- Sie lernen, wie Sie bei jeder Mahlzeit gesunde Proteine, die unter anderem Ihren Muskeln gut tun, im richtigen Maß zu sich nehmen können.
- Sie lernen, genussvoll zu essen, ohne ständig hungrig zu sein oder der Verführung ungesunder Nahrung zu unterliegen.
- Sie lernen, wie Soja und Grüntee Ihre DNA schützen.
- Sie lernen, welche Nahrungsergänzungsstoffe oder -präparate sinnvoll zur Förderung Ihrer Gesundheit eingesetzt werden können.
- Und nicht zuletzt erfahren Sie, warum gesunde Ernährung nur zusammen mit ausreichender körperlicher Bewegung ein vollendetes »Gesundheits- und Schlankheitspaket« bildet.

Packen Sie es an! Sie werden es garantiert nicht bereuen und außerdem viel Spaß an meinem Gesundheitsfarben-System haben.

2 Ihr persönlicher Ernährungs-Farbcode

Der Weg zu Ihrem persönlichen Farbcode führt über die sieben Farbgruppen, denen die verschiedenen Obst- und Gemüsesorten zugeordnet sind. Daraus wählen Sie Ihr persönliches »Sortiment« aus, um es in ein maßgeschneidertes Ernährungs- und Bewegungsprogramm einzubetten.

Nehmen Sie die Kalorien unter die Lupe

Im ersten Schritt kommen Sie nicht daran vorbei, Ihre Essgewohnheiten unter die Lupe zu nehmen. Dazu gehört auch, kritisch zu prüfen, wie viele Kalorien Sie tatsächlich pro Tag benötigen. Sie müssen die Kalorien nicht wie Erbsen zählen, aber eine Tatsache, die von so manchen Blitz- und Wunderdiäten elegant unter den Teppich gekehrt wird, lässt sich nicht wegdiskutieren: Wenn Sie Ihrem Körper mehr Kalorien zuführen, als Sie verbrauchen, nehmen Sie zu, weil die nicht benötigten Kalorien Ihren Körper zu einer verstärkten Zellproduktion anregen. Gleichzeitig dezimieren sie jene Substanzen, die Ihre DNA schützen. Diese Kombination bringt Sie auf einen langen Weg der schleichenden Zerstörung, der im schlimmsten Fall zu Herzerkrankungen, Krebs, Alzheimer-Krankheit und im besten Fall zu frühzeitiger Alterung führt.

Der Kalorien-Schnelltest ist so schlicht wie einfach: Wachsen die Fettpölsterchen mit der Zeit unübersehbar an, füttern Sie Ihren Körper mit mehr Kalorien, als er verbraucht.

Stellen Sie Ihre Ernährung von der überwiegend farblosen auf die farbige Kost um, purzeln ganz schnell ein paar Pfunde. Obst und Gemüse enthalten nämlich deutlich weniger Kalorien als Brot oder Kuchen, die mit industriell bearbeitetem Mehl und Zucker hergestellt sind.

Nein, nein, keine Sorge, ich verordne Ihnen keine quälerische Hungerkur! Die bringt Ihnen sowieso nichts. Ihren persönlichen Kalorienbedarf sollten Sie sich aber dennoch bewusst machen. Bei dieser Berechnung geht man vom Magergewicht aus. Eine Berechnungshilfe finden Sie in dem Kapitel »So berechnen Sie Ihren Kalorien- und Proteinbedarf« (siehe Seite 161).

Passen Sie die Proteinzufuhr an

Magergewicht ist das Gewicht, das übrig bleibt, wenn Sie Ihr Körperfett von Ihrem Gesamtgewicht abziehen. Geht es um die Zufuhr von Proteinen aus der Nahrung, kann man das Fettgewebe außer Acht lassen. Auf jedes Pfund Magergewicht kommt ein Bedarf von einem Gramm Proteinen pro Tag. Die Low-Fat-Welle der letzten Jahre hat die Proteine aus der Nahrung vieler Menschen geradezu vertrieben.

Selbstverständlich gebe auch ich Ihnen keinen Freibrief für den Fettkonsum, sondern das Ticket für eine gesunde Fahrt, auf dem steht: »Dem Bedarf des Körpers angepasst.« Mit einer zu drastischen Low-Fat-Ernährung begibt man sich genauso auf einen Holzweg wie mit einer zu kohlenhydratreichen Nahrung.

Ich kenne sehr viele Frauen, deren Frühstück aus Toast und Kaffee besteht, und die mittags Salat ohne irgendein

Bröckchen Fleisch zu sich nehmen. Als Krönung gibt's dann abends Pasta – wiederum fleischlos. Obwohl diese Frauen schlank sind, liegt bei ihnen der Anteil an Magergewicht im Verhältnis zum Körperfett sehr niedrig. Und das wirkt sich äußerst ungünstig aus. Denn Menschen, die sich so ernähren, knurrt häufig rund um die Uhr der Magen, zumindest stellt sich bei ihnen selten bis gar nicht ein wohliges Sättigungsgefühl ein. Und sie verdammen sich selbst zu einer niemals endenden Kalorienreduzierung.

Proteine, die Sie mit der Nahrung zuführen, besänftigen Ihren Appetit zwischen den Mahlzeiten, deshalb sollten Sie über den Tag verteilt diese wertvollen Nährstoffe zu sich nehmen, bis Ihr persönlicher Bedarf gedeckt ist. Dazu müssen Sie weder Käse noch Steaks oder Hamburger verspeisen, wie es manche Diätprogramme empfehlen. Den Proteinbedarf zu decken bedeutet nicht, jede Menge Fleisch oder Fettes zu essen. Dafür gibt es leckere fettarme Nahrungsmittel wie zum Beispiel Puten- oder Hühnerfleisch, manche Fischarten oder Meeresfrüchte und natürlich die verschiedenen Sojaprodukte.

Als Faustregel gilt: Frauen sollten pro Mahlzeit etwa 90 Gramm proteinhaltige Nahrungsmittel zu sich nehmen. Bei Männern rechnet man 180 Gramm. Der individuelle Proteinbedarf lässt aber auch noch genauer ausrechnen (siehe »So berechnen Sie Ihren Kalorien- und Proteinbedarf«, Seite 161).

Dass Proteine Eiweiße sind, wissen Sie ja sicher. Beide Begriffe sind die Sammelbezeichnung für Nährstoffe, die ausschließlich oder überwiegend aus Aminosäuren aufgebaut sind. Regeln, wann welcher Begriff benutzt wird, gibt es nicht. Auf der Zutatenliste von Lebensmitteln finden Sie bei der Angabe des Proteingehalts meist den Begriff Eiweiß, den ich deshalb auch in den später folgenden Rezepten bei den Angaben des Nährstoffgehalts verwende.

Achten Sie auf die Fette

Sie brauchen nicht jedem Fett aus dem Weg gehen wie einem Wespennest, doch sollten Sie daran denken, dass die Kalorienfallen in Kostüm und Maske daherkommen. Eine dieser Fallen sind die verschiedenen fertigen Salatdressings, vor allem die, in denen Mayonnaise enthalten ist, zum Beispiel das Thousand-Islands-Dressing oder das Russian Dressing. Damit kann man die gesündesten Salate in Kalorienbomben verwandeln, die einem schneller, als man denkt, zu unerwünschtem Körperfett verhelfen.

Am besten fahren Sie mit Salaten aus dunkelgrünen Salatblättern, grüner und roter Paprika, Pilzen, Zwiebeln und Tomaten. Für die Salatsauce empfiehlt sich Balsamico-Essig, Weinessig oder Zitronensaft. Um den Geschmack zu binden und zu verstärken, kann man etwas Natives Olivenöl extra oder ein Stück Avocado nehmen. Beides enthält die wertvollen ungesättigten Fettsäuren und nicht – wie viele Fertigdressings – die »schlechten« mehrfach gesättigten Fette.

Unsere Vorfahren mussten pfundweise die fettarmen, ballaststoffreichen Gemüse und Früchte verspeisen, um ihrem Körper genügend Energie – sprich Kalorien – zuzuführen. Der moderne Mensch dagegen hat am Abend mit einer Handvoll Erdnüssen, Chips oder Keksen im Nu mehr Kalorien zu sich genommen, als in einem großen Teller voll Gemüse steckt. Bis zum Schlafengehen verbraucht niemand diese Kalorien auf dem Weg zwischen Couch und Küche.

Obst und Gemüse richtig dosiert

Bei Obst und Gemüse stehen nicht die Kalorien im Vordergrund, sondern die einzigartigen Substanzen, die so viel für unsere Gesundheit tun können. Lycopin zum Beispiel, das unter anderem in Tomaten enthalten ist, spielt für den Schutz der Prostata eine gewaltige Rolle. Zeaxanthin und Lutein – enthalten in Getreide, Spinat und anderen gelb- oder grünblättrigen Gemüsen – nützt ganz besonders der Netzhaut und den Linsen der Augen. Diese Stoffe tragen dazu bei, das Risiko, an Grauem Star zu erkranken, zu mindern.

An diesen beiden Beispielen erkennen Sie schon, dass es nicht damit getan ist, fünfmal am Tag irgendwelches Obst oder Gemüse zu essen. Grundsätzlich liegen Sie mit fünf oder mehr Portionen richtig, doch das allein garantiert nicht die ausreichende Zufuhr all jener verschiedenen Stoffe, die den Stoffwechsel in den unterschiedlichen Organen ganz speziell gesundheitsfördernd anregen. Hier muss man schon gezielt »nach Farben« vorgehen.

Was ist eine Portion?

Fünf Portionen klingen viel, und die sieben, die ich Ihnen im Rahmen meines Gesundheitsfarben-Systems empfehle, erschrecken Sie vielleicht erst einmal. Nur keine Sorge, Sie schaffen die Menge garantiert, denn es geht um nicht mehr als eine Hand voll pro Portion – das haben Sie im wahrsten

Sinn des Wortes bald im Griff. Hier zur Orientierung eine kleine Übersicht:

Eine Portion	Obst-/Gemüsesorten (Beispiele)
1 Stück von mittelgroßen Früchten	Äpfel, Bananen, Birnen, Orangen, Pfirsiche
2 Hand voll von kleinen Früchten	Brombeeren, Erdbeeren, Himbeeren, Heidelbeeren, Johannisbeeren, Stachelbeeren
5 Stück Trockenobst	Apfelringe, Aprikosen, Datteln, Pflaumen
1 Hand voll von rohem, ungeputztem Salat oder Gemüse	Blattsalate, Kohl, Spinat, Grüne Bohnen, Brokkoli
2 Hand voll von geputzem, zerkleinertem oder tiefgefrorenem Gemüse	alle Sorten
1 Hand voll von getrockneten Hülsenfrüchten	Erbsen, Bohnen oder Linsen

Das Gesundheitsfarben-System für Obst und Gemüse

Für Pflanzen fressende Tiere gehören die Farben der Pflanzen zu den Merkmalen, an denen sie erkennen, ob eine Pflanze für sie genießbar ist. Der Farbwechsel der reifenden Früchte signalisiert, wann sie ihren geschmacklichen Höhepunkt und ihren optimalen Nährstoffwert erreicht haben. Viele gesundheitsfördernde bioaktive Pflanzensubstanzen verleihen der reifen Frucht ihre unverwechselbare Färbung. Carotinoide zum Beispiel sind natürliche gelborange bis grüne Farbstoffe, die bei den Orangen und Möhren für das Orange, bei Tomaten für das Rot und beim Brokkoli für das Grün sorgen.

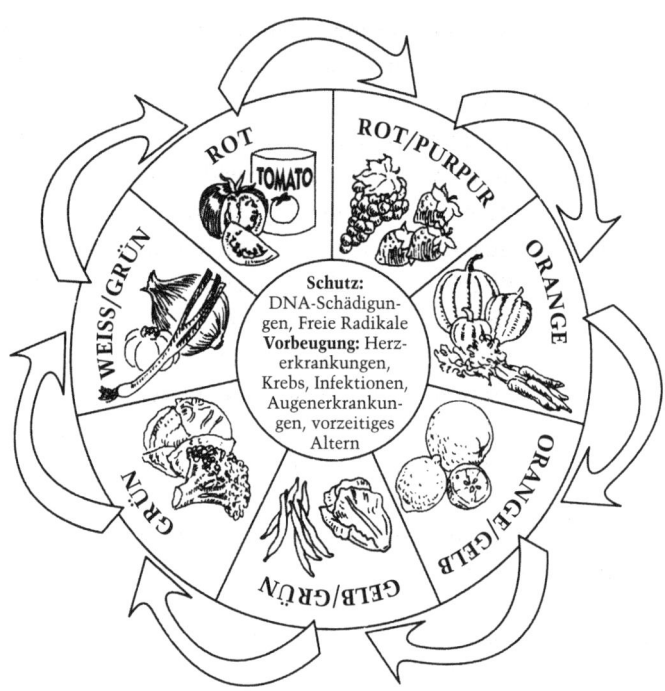

Das Farbrad. *Die verschiedenen Antioxidantien in Obst und Gemüse schützen Ihre Gesundheit.*

Inzwischen kennt man mehr als 700 Carotinoide, von denen – nach heutigem Stand der Wissenschaft – fünfzig bis sechzig in der typischen menschlichen Ernährung vorhanden sind und vom Körper des Menschen verwertet werden. Häufig verläuft der Weg der Carotinoide während des Abbauprozesses über den Dünndarm in den Blutstrom, der sie zu bestimmten Geweben und Organen leitet. Dort leisten sie dann ihre so wertvolle gesundheitsfördernde Arbeit, indem sie die Zellen vor den freien Radikalen schützen und DNA-Schädigungen verhindern.

Da sich die sekundären Pflanzenstoffe sowohl im Vorkommen als auch in der Wirkung unterscheiden, spielt für eine gesundheitsfördernde Ernährung das gesamte Spektrum der Obst- und Gemüsesorten eine so wichtige Rolle. Und weil die Farben der Pflanzen zuverlässige Wegweiser sind, um die wünschenswerte Nahrungsvielfalt zu sichern, gebe ich Ihnen im Folgenden einen Überblick, der Ihnen mit seinen Beispielen die Orientierung im Gesundheitsfarben-System erleichtert. (Unter dem Stichwort »Besonderheiten« sind die Wirkungen der Stoffe nur schwerpunktmäßig genannt.)

Das Gesundheitsfarben-System im Überblick

Farbgruppe	Vorkommen	Wichtigste Stoffe	Besonderheiten
Rot	Tomate, rosa Grapefruit, Wassermelone	Lycopin	Gegarte bzw. verarbeitete Tomaten (nicht roh) bieten die optimale Lycopin-Verwertbarkeit
Rot/purpur	Rote Weintrauben, Rotwein, Traubensaft, Pflaumen, Blaubeeren, Brombeeren, Erdbeeren, rote Äpfel, Cranberries, Rotkohl, Auberginen, rote Zwiebeln	Anthocyane	Anthocyane hemmen die Bildung von Blutgerinnseln (Schutz vor Herzinfarkt)

Farbgruppe	*Vorkommen*	*Wichtigste Stoffe*	*Besonderheiten*
Orange	Möhren, Mango, Aprikosen, Honigmelonen mit orangefarbenem Fruchtfleisch, alle Kürbissorten, Süßkartoffeln	Alpha- und Beta-Karotin	Beide Stoffe stärken das Abwehrwehrsystem
Orange/gelb	Orangen, Orangensaft, Mandarinen, Tangarinen, Nektarinen, Pfirsiche, Papayas	Beta-Cryptoxanthin	Vor allem Orangen und Tangarinen enthalten reichlich das Antioxidans Beta-Cryptoxanthin
Gelb/grün	Spinat, Weißkohl, Rübenkraut, Mais, Erbsen (gelb), Avocado, Honigmelonen mit gelbem Fruchtfleisch	Lutein, Zeaxanthin	Beide Stoffe wirken sich besonders günstig auf die Gesundheit der Augen aus
Grün	Brokkoli, Rosenkohl, Wirsing, Chinakohl, Paksoi, Grüne Bohnen, Erbsen (grün)	Sulphoraphan, Indol, Isothiocyanat	Alle drei Stoffe fördern die Produktion von Enzymen, die krebsfördernde Substanzen abbauen
Weiß/grün	Knoblauch, Küchen- und Gemüsezwiebeln, Schalotten, Stangen- und Knollensellerie, Schnittlauch, helle Weintrauben	Verschiedene Flavonoide	Das in Zwiebelgewächsen enthaltene Allicin gilt als sehr wirksamer Krebsschutz

Gesunde Ernährung hat viele Facetten

Je einfacher Ernährungsempfehlungen sind, umso leichter lassen sie sich befolgen. Diesem durchaus angenehmen Gedanken gehen leider viel zu viele Menschen auf den Leim. Doch jede Medaille hat zwei Seiten. Betrachtet man die Hauptbestandteile unserer Nahrung – Kohlenhydrate, Proteine und Fette –, kommt man nicht unbedingt auf die Idee, dass es dabei »gute« und »schlechte« Versionen gibt. Außerdem tun Sie sich keinen Gefallen, wenn Sie versuchen, das eine oder andere aus Ihrer Nahrung vollkommen zu verbannen. Einerseits sind diese Nährstoffe allgegenwärtig, denn selbst Obst und Gemüse enthalten Zucker (Kohlenhydrate), Proteine und Fette, wenn auch in unterschiedlichen und zum Teil geringen Mengen.

Die erste Schlussfolgerung lautet also: Unterscheiden Sie zwischen empfehlenswerten und nicht zu empfehlenden Nahrungsmitteln. Beispiele dafür finden Sie in der folgenden kleinen Übersicht.

Die zweite Schlussfolgerung liegt nahe: Um Übergewicht zu vermeiden, kommt es natürlich auch auf die bedarfsgerechte Menge der einzelnen Nährstoffe an.

Beispiele für ungesunde und gesunde Nahrung

Nährstoff	*Nicht zu empfehlende Nahrung*	*Empfehlenswerte Nahrung*
Proteine	fettes Fleisch (vor allem rotes Fleisch wie Rindfleisch, aber auch Schweinefleisch), ganze Eier	Geflügelfleisch, Soja- und Sojaprodukte, magerer Weißfisch und Meeresfrüchte, Eiweiß vom Hühnerei

Nährstoff	Nicht zu empfehlende Nahrung	Empfehlenswerte Nahrung
Kohlen-hydrate	raffinierter Zucker, Pasta und ähnliche Back-waren, Kuchen und Gebäck, Kartoffelchips und Ähnliches	Obst, Gemüse, Vollkorn-brot und -brötchen, Puff-reis und Reis-Crispies
Fette	Maisöl, Safloröl, Butter und Butterschmalz, Mar-garine mit gehärteten Fetten, Mayonnaise	Olivenöl (kalt gepresst), Avocado (statt Öl)

Die Übersicht zeigt nur einige Beispiele, die Ihnen sagen, in welche Richtung Sie die Veränderung Ihrer Ernährung vornehmen sollten. Ich gehöre aber nicht zu den Dogmatikern, die alle nicht zu empfehlenden Nahrungsmittel verdammen und als Junkfood bezeichnen. Besteht Ihre tägliche Nahrung jedoch fast ausschließlich aus derartiger Kost, bewegen Sie sich durchaus auf dem Gebiet der Junk-Ernährung.

Seien Sie wählerisch!

Die Auswahl unserer Nahrung wird mehr vom Geschmack und Geld sowie von der Zweckmäßigkeit bestimmt und selten von den seit Jahrmillionen in unseren Genen verankerten Bedürfnissen unseres Körpers. Statt zu einer süßen Frucht greifen wir zu allen möglichen mehr oder weniger künstlich hergestellten, ballaststoffarmen Süßwaren. Glauben Sie mir, es ist kein Luxus, wählerisch zu sein und der gesunden Nahrung den Vorrang zu geben.

In der ursprünglichen Nahrung unserer Vorfahren befand sich so viel Kalzium (etwa 1600 Milligramm täglich), dass der Körper nicht lernen musste, es effizient zu verwerten und zu speichern. Bei der modernen, weit verbreiteten kalziumarmen Ernährung müssen zahllose Menschen auf Kalziumpräparate zurückgreifen, um ihre Knochen vor dem vorzeitigen Abbau zu schützen.

Ähnlich verhält es sich mit dem Vitamin C, das dem Körper ständig über die Nahrung zugeführt werden muss, weil er es nicht selbst produzieren kann. Statt Obst- und Gemüsesorten zu essen, die jede Menge Vitamin C enthalten, das der Körper problemlos aufnimmt und verwertet, ziehen viele Menschen ein Vitamin-C-Präparat vor.

Wie auch immer man sich dreht und wendet, an Obst und Gemüse kommt man nicht vorbei. Sie bilden den ausschlaggebenden Grundstock für eine gesunde Ernährung. An nächster Stelle stehen die Proteine, und den Rest der benötigten Kalorien können dann die (richtigen) Kohlenhydrate und Fette liefern, die ebenfalls lebenswichtige Inhaltsstoffe enthalten.

Gesundheitsfarben-Ernährungspläne für Männer und Frauen

Hier finden Sie zwei Ernährungspläne, die nach meinem Gesundheitsfarben-System zusammengestellt sind: einen für Frauen, einen für Männer. Der für Frauen geht von einem Bedarf von 1200 bis 1400 Kalorien aus, der für Männer sieht 1800 bis 2000 Kalorien vor. Diese Durchschnittswerte sind jedoch nicht zwingend, das heißt, große Frauen können zum »Männer-Plan« wechseln, genauso wie kleinere Männer zum »Frauen-Plan«. Den Ausschlag gibt der persönliche Kalorienbedarf, mit dem man das Gewicht halten und gegebenenfalls verringern kann. Folgende Punkte haben beide Pläne gemeinsam:

Der tägliche Speiseplan enthält

- Nahrungsmittel aus allen sieben Farbgruppen des Gesundheitsfarben-Systems;
- Proteine zu jeder Mahlzeit, wobei Sojaproteine bevorzugt werden;
- Ballaststoffe in Form von Vollkornprodukten.

Und natürlich fehlen in keinem Gericht Gewürze, die das Essen besonders schmackhaft machen.

Mit den beiden Ernährungsplänen möchte ich Frauen wie Männer durch eine Woche führen, um zu zeigen, wie einfach es ist, das Gesundheitsfarben-System in den Alltag zu integrieren. Die in den Ernährungsplänen genannten Kochrezepte finden Sie in Kapitel 3. Die Mengenangaben in beiden Wochenplänen beziehen sich jeweils auf eine Person. Die Gerichte fürs Mittag- und Abendessen können Sie ohne weiteres miteinander tauschen.

Gesundheitsfarben-Wochenplan für Frauen
Erster Tag

- FRÜHSTÜCK: Sojaprotein-Shake mit Orangen, Bananen und Erdbeeren *(orange/gelb, rot/purpur)* – Rezept: Seite 89.
- MITTAGESSEN: Sieben-Farben-Salat mit Hühnerbrust *(alle Farben)* – Rezept: Seite 90.
- ZWISCHENMAHLZEIT: $^1/_2$ mittelgroße Honigmelone *(orange)*.

- ABENDESSEN: Pfannengerührte Shrimps mit Tofu und Brokkoli *(grün, weiß/grün)* – Rezept: Seite 92.
  Dazu als Beilage 8 Esslöffel gekochten Naturreis.
- ZUM ABSCHLUSS AM ABEND: 1 große Nektarine *(orange/gelb)*.

Zweiter Tag

- FRÜHSTÜCK: Sojaceralien mit Nüssen und Beeren.
  Mischen Sie folgende Zutaten:
  8 Esslöffel Sojaceralien mit Nüssen
  $1/4$ l Magermilch (max. 1 Prozent Fettgehalt)
  160 g frische oder gefrorene Heidelbeeren *(rot/purpur)*
- MITTAGESSEN: Salat Niçoise spezial *(gelb/grün, rot, orange/ gelb)* – Rezept: Seite 94.
- ZWISCHENMAHLZEIT: 1 Orange *(orange/gelb)*.
- ABENDESSEN: Gönnen Sie sich ein ganzes Menü.
  Würzige Tomaten-Soja-Suppe *(weiß/grün, orange, rot)* – Rezept: Seite 96.
  Kabeljau mit Balsamico-Thymian-Sauce – Rezept: Seite 98.
  Sautierter Mangold *(grün, rot/purpur, weiß/grün)* – Rezept: Seite 100.
  Dazu als Beilage 50 Gramm Vollkorn-Couscous (gemäß Anleitung auf der Packung zubereitet).
- ZUM ABSCHLUSS AM ABEND: $1/2$ Mango, mit Limettensaft beträufelt *(orange)*.

Dritter Tag

- FRÜHSTÜCK: Haferbrei, Rühreier *(weiß/grün)* und 1 Glas (etwa 160 ml) frisch gepressten Orangensaft *(orange/gelb)*.

Für den Haferbrei brauchen Sie:
90 g Haferflocken
$^1/_4$ l Sojamilch
1 Teelöffel Zimt
Den unter ständigem Rühren gekochten Haferbrei mit Zimt bestreut servieren.

Für das Rührei brauchen Sie:
4 Hühnereiweiße, leicht verquirlt
1 kleine Schalotte, fein gewürfelt
1 Teelöffel Schnittlauchröllchen
Weitere Kräuter nach Belieben
Braten Sie die Schalotten in einer Antihaftpfanne leicht an. Die Eiweiße hinzufügen und, kurz bevor sie fest sind, die Schnittlauchröllchen unterheben. Nach Belieben mit zerkleinerten frischen Kräutern bestreut servieren.

- MITTAGESSEN: Salat aus buntem Gemüse *(alle Farben)* – Rezept: Seite 101.
  Sandwich mit Putenbrust, Avocado und Tomate *(gelb/grün, rot)*.
  Für das Sandwich brauchen Sie:
  1 Scheibe Vollkornbrot
  90 g Putenbrust-Aufschnitt
  $^1/_4$ Avocado
  1 Tomate, in Scheiben geschnitten
  Dijon-Senf

- ZWISCHENMAHLZEIT: 150 Gramm Brombeeren oder rote Weintrauben *(rot/purpur)*.

- ABENDESSEN: Vollkornpasta mit Sojafleischsauce *(rot, weiß/grün, orange, gelb/grün)* – Rezept für die Sauce: Seite 103.

Dazu einen gemischten Blattsalat mit Zitronen-Knoblauch-Dressing *(gelb/grün).*

- ZUM ABSCHLUSS AM ABEND: $1/4$ Honigmelone mit orange-farbenem Fruchtfleisch, in Würfel geschnitten und mit zerkleinerter Minze bestreut *(orange).*

Vierter Tag
- FRÜHSTÜCK: Toast mit Hüttenkäse und Schinken. Dazu 1 Glas Ananassaft (ungezuckert) oder 3 Scheiben frische Ananas, in Stücke geschnitten *(orange/gelb).*
  Für den Toast brauchen Sie:
  1 Scheibe Vollkorntoast
  200 g Hütten- oder Frischkäse (fettärmste Sorte)
  3 Scheiben Sojaschinken
- MITTAGESSEN: Gemüseburger in einem Vollkornbrötchen. Krautsalat mit Paprika *(grün, orange, gelb/grün, rot/purpur, weiß/grün)* – Rezept: Seite 105.
- ZWISCHENMAHLZEIT: 250 Gramm frische Erdbeeren oder gefrorene Erdbeeren zu Saft püriert *(rot/purpur).*
- ABENDESSEN: Heilbutt-Gemüse-Spießchen *(rot/purpur, gelb/grün, rot, weiß/grün)* – Rezept: Seite 107.
  Dazu 2 Hand voll Babymöhren oder klein gewürfelte Möhren, in 2 Esslöffel Reisessig und 1 Teelöffel zerkleinertem frischem Dill gedämpft *(orange, grün).*
- ZUM ABSCHLUSS AM ABEND: 1 mittelgroße rote Birne, in etwas Wasser mit einer Prise Muskat und einer Nelke gedämpft *(orange).*

Fünfter Tag

- FRÜHSTÜCK: Frühstücksburrito *(gelb/grün, weiß/grün, rot)* – Rezept: Seite 109.
  Dazu $1/2$ Papaya, mit Limettensaft beträufelt *(orange/gelb)*.
- MITTAGESSEN: Huhn mit Naturreis *(grün, orange, weiß/grün)* – Rezept: Seite 111.
- ZWISCHENMAHLZEIT: 250 Gramm gemischtes Beerenobst (je nach Jahreszeit frisch oder gefroren), püriert *(rot/purpur)*.
- ABENDESSEN: Pikanter Meeresfrüchte-Eintopf *(weiß/grün, rot/purpur, gelb/grün, rot)* – Rezept: Seite 113.
  Dazu einen grünen Salat, mit Zitrone angemacht *(gelb/grün)*.
- ZUM ABSCHLUSS AM ABEND: 1 große Kiwi, in Scheiben geschnitten und mit 1 Hand voll Himbeeren serviert *(gelb/grün, rot)*.

Sechster Tag

FRÜHSTÜCK: Gemüse-Kräuter-Omelett *(gelb/grün, weiß/grün, rot)* – Rezept: Seite 115.
Dazu 1 Scheibe Vollkornbrot und $1/2$ mittelgroße Honigmelone *(orange/gelb)*.

MITTAGESSEN: Pittabrot mit Thunfisch und Sprossen *(orange/gelb, weiß/grün, orange, rot, gelb/grün)* – Rezept: Seite 117.
Dazu können Sie $1/4$ l Tomatensaft oder V8-Gemüsesaft trinken *(rot)*.

ZWISCHENMAHLZEIT: 1 kleine Banane *(weiß/grün)*.

ABENDESSEN: Süßsaure Kohlrouladen *(grün, weiß/grün, rot, orange/gelb)* – Rezept: Seite 119.

Marinierter Gurkensalat *(weiß/grün)* – Rezept: Seite 122.

ZUM ABSCHLUSS AM ABEND: Gönnen Sie sich $^1/_8$ l Rotwein *(rot/purpur)*.

Siebter Tag

• FRÜHSTÜCK: Fruchtsalat mit Joghurt und Sojamüsli *(rot/purpur, orange/gelb)*.

Dazu eine Scheibe Vollkorntoast.

Für das Frühstück brauchen Sie:

200 g Früchte (eine Mischung aus Beerenfrüchten, Pfirsich und Ananas), zerkleinert

1 Becher Naturjoghurt (200 g, 0,1 Prozent Fettgehalt)

5 Esslöffel Soja-Cerealien

$^1/_2$ Teelöffel Zimt (zum Bestreuen)

1 Teelöffel Honig (zum Beträufeln)

1 Scheibe Vollkorntoast

• MITTAGESSEN: Chefsalat mit Balsamico-Dressing *(weiß/grün, gelb/grün, rot)* – Rezept: Seite 124.

Dazu 3 Reiskräcker.

• ZWISCHENMAHLZEIT: Sojaprotein-Shake *(rot/purpur)*.

Mischen Sie für den Shake im Mixer:

$^1/_4$ l Sojamilch

$^1/_2$ Banane

2 Teelöffel Honig

1 Hand voll Erdbeeren (gefroren oder frisch)

• ABENDESSEN: Gegrilltes Hühnchen und Gemüse *(gelb/grün, grün, orange, weiß/grün)*.

Für das Abendessen brauchen Sie:

90 g Hühnerbrust, gegrillt mit Barbecuesauce

1 Maiskolben, gegrillt oder gedämpft

Dazu je 1 Hand voll Brokkoliröschen, Blattspinat und Möhrenwürfel, in etwas Wasser und Zitronensaft bissfest dämpfen und mit Knoblauch gewürzt essen.

- ZUM ABSCHLUSS AM ABEND: $1/8$ mittelgroße Wassermelone, gewürfelt *(rot)*.

Gesundheitsfarben-Wochenplan für Männer
Erster Tag

- FRÜHSTÜCK: Sojaprotein-Shake mit Orangen, Bananen und Erdbeeren *(orange/gelb, rot/purpur)* – Rezept: Seite 89. Dazu 1 Scheibe Vollkorntoast.
- MITTAGESSEN: Sieben-Farben-Salat mit Hühnerbrust *(alle Farben)* – Rezept: Seite 90.
- ZWISCHENMAHLZEIT: Pizzatoast.

  Für den Toast brauchen Sie:

  1 Scheibe Vollkorntoast

  1 Teelöffel fertige Pizzasauce (zum Bestreichen)

  2–3 Scheiben Sojaschinken

  50 g fettarmer Mozzarella

  Den belegten Toast kurz in den Grill oder in die Mikrowelle legen, bis der Schinken warm und der Käse leicht zerlaufen ist.
- ABENDESSEN: Pfannengerührte Shrimps mit Tofu und Brokkoli *(grün, weiß/grün)* – Rezept: Seite 92. Dazu als Beilage ungefähr 180 Gramm gekochten Naturreis.

- ZUM ABSCHLUSS AM ABEND: Fruchtsalat *(orange/gelb, orange)*.
  Für den Fruchtsalat brauchen Sie:
  1 große Nektarine, gewürfelt
  $1/2$ mittelgroße Honigmelone mit orangefarbenem Fruchtfleisch, gewürfelt
  1 Zweig Minze, zerkleinert (zum Bestreuen)

Zweiter Tag

- FRÜHSTÜCK: Sojaceralien mit Nüssen und Beeren.
  Mischen Sie folgende Zutaten:
  8 Esslöffel Sojaceralien mit Nüssen
  $1/4$ l Magermilch (max. 1 Prozent Fettgehalt)
  160 g frische oder gefrorene Heidelbeeren *(rot/purpur)*
- MITTAGESSEN: Salat Niçoise spezial *(gelb/grün, rot, orange/gelb)* – Rezept: Seite 94.
  Dazu 1 Stück Vollkorn-Baguette oder 1 Scheibe Vollkorntoast.
- ZWISCHENMAHLZEIT: Soja-Shake *(orange)*.
  Mischen Sie für den Shake im Mixer:
  1 Portion Sojaprotein-Pulver (nach Angabe auf der Packung zubereiten)
  $1/8$ l Orangensaft
  $1/8$ l Wasser
  5–6 Eiswürfel
- ABENDESSEN: Gönnen Sie sich ein ganzes Menü.
  Würzige Tomaten-Soja-Suppe *(weiß/grün, orange, rot)* – Rezept: Seite 96.
  Kabeljau mit Balsamico-Thymian-Sauce – Rezept: Seite 98.

Sautierter Mangold *(grün, rot/purpur, weiß/grün)* – Rezept: Seite 100.

Dazu als Beilage 100 Gramm Vollkorn-Couscous (gemäß Anleitung auf der Packung zubereitet).

- ZUM ABSCHLUSS AM ABEND: $1/2$ Mango, mit Limettensaft beträufelt *(orange)*.

Dritter Tag

- FRÜHSTÜCK: Haferbrei, Rühreier *(weiß/grün)* und ein Glas (etwa 160 ml) frisch gepressten Orangensaft *(orange/gelb)*.

Für den Haferbrei brauchen Sie:

130 g Haferflocken

$3/8$ l Sojamilch

1 Teelöffel Zimt

Den unter ständigem Rühren gekochten Haferbrei mit Zimt bestreut servieren.

Für das Rührei brauchen Sie:

6 Hühnereiweiße, leicht verquirlt

1 mittelgroße Schalotte, fein gewürfelt

2 Teelöffel Schnittlauchröllchen

Weitere Kräuter nach Belieben

Braten Sie die Schalotten in einer Antihaftpfanne leicht an. Die Eiweiße hinzufügen und, kurz bevor sie fest sind, die Schnittlauchröllchen unterheben. Nach Belieben mit zerkleinerten frischen Kräutern bestreut servieren.

- MITTAGESSEN: Salat aus buntem Gemüse *(alle Farben)* – Rezept: Seite 101.

Sandwich mit Putenbrust, Avocado und Tomate *(gelb/grün, rot)*.

Für das Sandwich brauchen Sie:

2 Scheiben Vollkornbrot

180 g Putenbrust-Aufschnitt

$^1/_2$ Avocado

1 große Tomate, in Scheiben geschnitten

Dijon-Senf

- ZWISCHENMAHLZEIT: Tofu-Fruchtpudding *(rot/purpur)*.
  Mischen Sie für den Pudding im Mixer:

  120 g Seidentofu

  150 g gemischte Beerenfrüchte (frisch oder gefroren)

  2 Esslöffel frisch gepressten Orangensaft oder Orangensaft-
  konzentrat

  2–3 Teelöffel Honig

- ABENDESSEN: Vollkornpasta mit Sojafleischsauce *(rot,
  weiß/grün, orange, gelb/grün)* – Saucenrezept: Seite 103.
  Dazu einen gemischten Blattsalat mit Zitronen-Knoblauch-Dressing *(gelb/grün)*.

- ZUM ABSCHLUSS AM ABEND: $^1/_4$ Honigmelone mit orange-
  farbenem Fruchtfleisch, in Würfel geschnitten und mit
  zerkleinerter Minze bestreut *(orange)*.

Vierter Tag

- FRÜHSTÜCK: Toast mit Hüttenkäse und Schinken. Dazu
  1 Glas Ananassaft (ungezuckert) oder 3 Scheiben frische
  Ananas, in Stücke geschnitten *(orange/gelb)*.
  Für den Toast brauchen Sie:

  1 Scheibe Vollkorntoast

  200 g Hütten- oder Frischkäse (fettärmste Sorte)

  3 Scheiben Sojaschinken

- MITTAGESSEN: Gemüseburger in einem Vollkornbrötchen. Krautsalat mit Paprika *(grün, orange, gelb/grün, rot/purpur, weiß/grün)* – Rezept: Seite 105.
- ZWISCHENMAHLZEIT: Hawaii-Shake *(orange/gelb)*.
  Mischen Sie für den Shake im Mixer:
  $^1/_8$ l ungezuckerter Ananassaft
  2 Scheiben frische Ananas (oder ungezuckerte aus der Dose)
  1 Teelöffel Aprikosenmarmelade
  $^1/_2$ Banane
  180 g Tofu
- ABENDESSEN: Heilbutt-Gemüse-Spießchen *(rot/purpur, gelb/grün, rot, weiß/grün)* – Rezept: Seite 107.
  Dazu 2 Hand voll Babymöhren oder klein gewürfelte Möhren, in 2 Esslöffel Reisessig und 1 Teelöffel zerkleinertem frischem Dill gedämpft *(orange, grün)*. Außerdem 1 Scheibe Vollkornbrot.
- ZUM ABSCHLUSS AM ABEND: 1 mittelgroße rote Birne, in etwas Wasser mit einer Prise Muskat und 1 Nelke gedämpft *(orange)*.

Fünfter Tag

- FRÜHSTÜCK: Frühstücksburrito *(gelb/grün, weiß/grün, rot)* – Rezept: Seite 109.
  Dazu $^1/_2$ Papaya, mit Limettensaft beträufelt *(orange/gelb)*.
- MITTAGESSEN: Huhn mit Naturreis *(grün, orange, weiß/grün)* – Rezept: Seite 111.
- ZWISCHENMAHLZEIT: Soja-Müsli *(rot/purpur)*.

Mischen Sie für das Müsli:
8 Esslöffel Soja-Cerealien
$1/4$ l Milch (max. 1 Prozent Fettgehalt)
250 Gramm gemischtes Beerenobst (frisch oder gefroren)

- ABENDESSEN: Pikanter Meeresfrüchte-Eintopf *(weiß/grün, rot/purpur, gelb/grün, rot)* – Rezept: Seite 113.
  Dazu einen grünen Salat, mit Zitrone angemacht *(gelb/ grün)* und 1 Scheibe Vollkornbrot oder Pittabrot.
- ZUM ABSCHLUSS AM ABEND: 1 große Kiwi, in Scheiben geschnitten und mit 1 Hand voll Himbeeren serviert *(gelb/ grün, rot)*.

Sechster Tag

- FRÜHSTÜCK: Gemüse-Kräuter-Omelett *(gelb/grün, weiß/ grün, rot)* – Rezept: Seite 115.
  Dazu 1 Scheibe Vollkornbrot und $1/2$ mittelgroße Honigmelone *(orange/gelb)*.
- MITTAGESSEN: Pittabrot mit Thunfisch und Sprossen *(orange/gelb, weiß/grün, orange, rot, gelb/grün)* – Rezept: Seite 117.
  Dazu können Sie $1/4$ l Tomatensaft oder V8-Gemüsesaft trinken *(rot)*.
- ZWISCHENMAHLZEIT: 1 große Banane *(weiß/grün)* sowie 4 Vollkornkräcker.
- ABENDESSEN: Süßsaure Kohlrouladen *(grün, weiß/grün, rot, orange/gelb)* – Rezept: Seite 119.
  Marinierter Gurkensalat *(weiß/grün)* – Rezept: Seite 122.
- ZUM ABSCHLUSS AM ABEND: Gönnen Sie sich $1/8$ l Rotwein *(rot/purpur)*.

Siebter Tag

- FRÜHSTÜCK: Fruchtsalat mit Joghurt und Sojamüsli *(rot/ purpur, orange/gelb)*.
  Dazu eine Scheibe Vollkorntoast.
  Für das Frühstück brauchen Sie:
  200 g Früchte (eine Mischung aus Beerenfrüchten, Pfirsich und Ananas), zerkleinert
  1 Becher Naturjoghurt (200 g, 0,1 Prozent Fettgehalt)
  5 Esslöffel Soja-Cerealien
  $1/2$ Teelöffel Zimt (zum Bestreuen)
  1 Teelöffel Honig (zum Beträufeln)
  2 Scheiben Vollkorntoast
- MITTAGESSEN: Chefsalat mit Balsamico-Dressing *(weiß/ grün, gelb/grün, rot)* – Rezept: Seite 124.
  Dazu 6 Reiskräcker.
- ZWISCHENMAHLZEIT: Sojaprotein-Shake *(rot/purpur)*.
  Mischen Sie für den Shake im Mixer:
  $1/4$ l Sojamilch
  1 große Banane
  2 Teelöffel Honig
  1 Hand voll Erdbeeren (gefroren oder frisch)
- ABENDESSEN: Gegrilltes Hühnchen und Gemüse *(gelb/ grün, grün, orange, weiß/grün)*.
  Für das Abendessen brauchen Sie:
  180 g Hühnerbrust, gegrillt mit Barbecuesauce
  2 Maiskolben, gegrillt oder gedämpft
  Dazu je 1 Hand voll Brokkoliröschen, Blattspinat und Möhrenwürfel, in etwas Wasser und Zitronensaft bissfest dämpfen und mit Knoblauch gewürzt servieren.

- Zum Abschluss am Abend: $1/8$ mittelgroße Wassermelone, gewürfelt *(rot)*.

Tipps für Ihren Ernährungsalltag

Nach einer Woche »Gesundheitsfarben-Training« fällt es Ihnen sicher nicht schwer, Ihren eigenen Gesundheitsfarben-Ernährungsplan zusammenzustellen. Falls Sie zu den Menschen gehören, die Pläne nicht sonderlich mögen, macht das nichts. Wenn Sie es wirklich ernst meinen mit der gesunden und figurfreundlichen Ernährung, geht Ihnen das Gesundheitsfarben-System mit Sicherheit in Fleisch und Blut über.

Die nachfolgenden Tabellen sollen Ihnen helfen, Ihre Mahlzeiten nach Ihrem persönlichen Geschmack zu gestalten. Für jede Nahrungsmittel- beziehungsweise Nährstoffkategorie finden Sie Beispiele, wobei für jedes Nahrungsmittel angegeben wird, welche Menge eine Portion umfasst, wie viele Kalorien diese enthält und wie hoch der Gehalt des jeweiligen Nährstoffs ist. Die Tabellen umfassen:

- Proteine aus tierischer Nahrung (Fisch, Meeresfrüchte, Geflügel, Milchprodukte)
- Sojaproteine
- Obst und Gemüse (nach Farbgruppen geordnet)
- Getreide und Getreideprodukte
- Genussvolle kalorienarme Nahrungsmittel für zwischendurch

Zur Orientierung nachfolgend die Anzahl der Portionen, die Sie aus jeder der oben genannten Kategorien auswählen sollten, um damit Ihren täglichen Speiseplan zu gestalten. Die

Angaben gehen von den vorhergehenden Menüplänen für Frauen und Männer aus. Ganz gleich, ob Sie sich an die vorgeschlagenen Speisepläne halten oder Ihre tägliche Nahrung selber gestalten, entscheidend ist immer Ihr persönlicher Kalorienbedarf.

Die Ernährung nach dem Gesundheitsfarben-System ist keine Schlankheitskur. Doch da Übergewicht in aller Regel mit einer falschen Ernährung und einer unkontrollierten Kalorienaufnahme zusammenhängt, werden die überflüssigen Pfunde purzeln. Bei beständiger gesunder Ernährung können Sie Ihr Gewicht dann auch halten, ohne dass Sie irgendwann der Hunger quält.

Zur Erinnerung: Verwechseln Sie nicht die Portion aus Kochrezepten mit den hier angeführten Portionen der Nahrungsmittel- beziehungsweise Nährstoffkategorien. Wenn Sie richtig hinschauen, erkennen Sie leicht, dass die Portion einer vollständigen Mahlzeit, zum Beispiel Mittag- oder Abendessen, aus mehreren Portionen der Nahrungsmittel- beziehungsweise Nährstoffkategorien besteht.

Wenn Sie eine Frau sind, stellen Sie Ihren täglichen Speiseplan so zusammen:
- 3 bis 4 Portionen Proteine – jeweils zur Hälfte aus der Rubrik »Proteine aus tierischer Nahrung« (Fisch, Meeresfrüchte, Geflügel, Milchprodukte) und der Rubrik »Sojaproteine«.
- 1 Portion aus jeder Farbgruppe der Rubrik »Obst und Gemüse«.

- 3 bis 4 Portionen aus der Rubrik »Getreide und Getreideprodukte«.
- 2 bis 3 Portionen aus der Rubrik »Genussvolle kalorienarme Nahrungsmittel für zwischendurch«.

Wenn Sie ein Mann sind, stellen Sie Ihren täglichen Speiseplan so zusammen:

- 7 bis 9 Portionen Proteine – je zur Hälfte aus der Rubrik »Proteine aus tierischer Nahrung« (Fisch, Meeresfrüchte, Geflügel, Milchprodukte) und der Rubrik »Sojaproteine«.
- 1 Portion aus jeder Farbgruppe der Rubrik »Obst und Gemüse«.
- 5 bis 6 Portionen aus der Rubrik »Getreide und Getreideprodukte«.
- 4 bis 5 Portionen aus der Rubrik »Genussvolle kalorienarme Nahrungsmittel für zwischendurch«.

Proteine aus tierischer Nahrung

(Fisch, Meeresfrüchte, Geflügel, Milchprodukte)
Frauen: 1,5 bis 2 Portionen täglich
Männer: 3,5 bis 4,5 Portionen täglich
Das ist jeweils die Hälfte der Proteinzufuhr, die zweite Hälfte aus den nachfolgenden Sojaproteinen wählen.

Nahrungsmittel	Portions-größe	Kalorien pro Portion	Proteine in Gramm
Eiweiß vom Hühnerei	6 Stück	100	21
Flunder oder Seezunge, gegart	90 g	100	20
Heilbutt, gegart	90 g	120	23
Hühnerbrust, gegart	90 g	140	25
Hummer	120 g	110	23
Hüttenkäse (geringste Fettstufe)	90 g	105	21
Kabeljau oder Scholle, gegart	90 g	90	19
Kammmuscheln (Venus-muscheln), gegart	90 g	100	19
Krabben	120 g	110	22
Lachs, gegart	90 g	155	21
Magermilch (minimaler Fettgehalt)	1/4 l	90	9
Naturjoghurt (Magerstufe)	250 g	135	14
Putenbrust (Aufschnitt)	90 g	115	25
Schnäpper, gegart	90 g	110	22
Schwertfisch, gegart	90 g	130	22
Seebarsch, gegart	90 g	105	20
Shrimps, gegart	120 g	110	24
Thunfisch aus der Dose (in Wasser konserviert)	90 g	110	20

Sojaproteine

Frauen: 1,5 bis 2 Portionen täglich

Männer: 3,5 bis 4,5 Portionen täglich

Das ist jeweils die Hälfte der Proteinzufuhr, die zweite Hälfte aus den vorhergehenden tierischen Nahrungsmitteln wählen.

Nahrungsmittel	*Portions-größe*	*Kalorien pro Portion*	*Proteine in Gramm*
Sojaburger oder Soja-würstchen	1 Stück	100	18 (variiert)
Soja-Cerealien	8 Esslöffel	140	25 (variiert)
Sojafleisch (TVP)	8 Esslöffel	90	18
Sojamilch	$^1/_4$ l	80	7
Sojaprotein-Pulver	28 g	110	20
Sojaschinken	3 Scheiben	80	16 (variiert)
Tofu	125 g	180	20 (variiert)

Obst und Gemüse

Nach Farbgruppen sortiert.

Frauen und Männer: Täglich aus jeder Farbgruppe jeweils eine Portion wählen.

Farbgruppe: rot

Nahrungsmittel	*Portions-größe*	*Kalorien pro Portion*	*Ballaststoffe in Gramm*
Grapefruit, rosa	1 Stück	75	3
Grapefruitsaft, rosa	$^1/_4$ l	95	0
Tomaten, gegart	2 mittel-große	70	3
Tomaten, roh	1 große	40	2

Nahrungsmittel	Portions-größe	Kalorien pro Portion	Ballaststoffe in Gramm
Tomaten-Gemüse-Saft	$1/4$ l	45	2
Tomatensaft	$1/4$ l	40	1
Tomatensauce oder -pürree	$1/4$ l	100	5
Tomatensuppe	$1/4$ l	85	0
Wassermelone	220 g	50	1

Farbgruppe: rot/purpur

Nahrungsmittel	Portions-größe	Kalorien pro Portion	Ballaststoffe in Gramm
Apfel, tiefrot	1 mittelgroßer	100	4
Auberginen, gegart	300 g	60	5
Back-/Trockenpflaumen	5 Stück	100	3
Birne, rot	1 mittelgroße	100	4
Brombeeren	110 g	75	8
Cranberries	80 g	60	5
Cranberrysaft	160 ml	100	0
Erdbeeren	160 g	75	6
Heidelbeeren	160 g	110	5
Kirschen	150 g	85	3
Paprika, rot	1 große Schote	45	3
Pflaumen, frisch	3 Stück	100	3
Rote Bete, gegart	180 g	75	3
Rotkohl, gegart	150 g	60	6
Rotwein	$1/8$ l	80	0
Traubensaft, rot	160 ml	100	0
Weintrauben, rot	150 g	115	2

Farbgruppe: orange

Nahrungsmittel	*Portions-größe*	*Kalorien pro Portion*	*Ballaststoffe in Gramm*
Aprikosen	5 Stück	85	6
Honigmelone	$^1/_2$ Frucht	80	2
Kürbis, gegart	225 g	50	3
Mango	$^1/_2$ Frucht	80	3
Möhren, gegart	120 g	70	5
Möhren, roh	3 mittelgroße	75	6
Möhrensaft	$^1/_4$ l	95	2
Süßkartoffeln	1 mittelgroße	100	2

Farbgruppe: orange/gelb

Nahrungsmittel	*Portions-größe*	*Kalorien pro Portion*	*Ballaststoffe in Gramm*
Ananas	150 g	75	2
Nektarine	1 Stück	70	2
Grapefruit, gelb	1 Stück	75	2
Orange	1 Stück	85	4
Orangensaft	160 ml	75	0
Papaya	$^1/_2$ Frucht	75	3
Pfirsich	1 Stück	70	3
Pfirsichsaft	160 ml	90	1
Tangarine	2 mittelgroße	85	5

Farbgruppe: gelb/grün

Nahrungsmittel	Portions-größe	Kalorien pro Portion	Ballaststoffe in Gramm
Avocado	¹/₂ Frucht	80	2
Erbsen, grün	100 g	70	4
Grüne Bohnen	360 g	85	8
Kiwi	1 Stück	55	3
Mais	1 Kolben	75	2
Paprika, gelb	1 große Schote	50	2
Paprika, grün	1 große Schote	45	3
Romanasalat	2 Hand voll	30	4
Salatgurke	¹/₂ große oder 1 kleine	40	2
Spinat, gegart	450 g	80	8
Weißkohl, gegart	150 g	100	10
Zucchini, mit Schale, gegart	240 g	60	5

Farbgruppe: grün

Nahrungsmittel	Portions-größe	Kalorien pro Portion	Ballaststoffe in Gramm
Blumenkohl, gegart	360 g	55	6
Brokkoli	360 g	85	9
Chinakohl, gegart	180 g	40	5
Grünkohl, gegart	180 g	70	8
Mangold	300 g	70	7
Rosenkohl	150 g	60	4

Farbgruppe: weiß/grün

Nahrungsmittel	Portions-größe	Kalorien pro Portion	Ballaststoffe in Gramm
Artischocke	1 Stück	60	6
Endiviensalat, in Streifen geschnitten	2 Hand voll	45	8
Knoblauch	1 Zehe	5	0
Pilze	220 g	40	3
Porree/Lauch	1 mittel-große Stange	40	1
Schnittlauch, zer-kleinert	2 Teelöffel	2	0
Spargel	18 Stück	60	4
Stangen-/Stauden-sellerie	3 Stangen	30	3
Zwiebeln	1 große	60	3

Getreide und Getreideprodukte

Frauen: 3 bis 4 Portionen täglich
Männer: 5 bis 6 Portionen täglich

Nahrungsmittel	Portions-größe	Kalorien pro Portion	Ballaststoffe in Gramm
Couscous	95 g	85	2
Haferflocken	60 g	100	3
Maistortilla	2 mittlere	120	2
Muffin, Vollkorn	1 Stück	135	4
Naturreis, gegart	110 g	110	2
Pasta, Vollkorn, gegart	90 g	85	2
Popcorn	20 g	100	3
Roggenbrot	1 Scheibe	75	2

Nahrungsmittel	Portions- größe	Kalorien pro Portion	Ballaststoffe in Gramm
Vollkornbrot	1 Scheibe	70–100	2–4
Weizengrütze	80 g	110	3
Weizenkleie	40 g	75	4
Wildreis	70 g	80	1

Genussvolle kalorienarme Nahrungsmittel für zwischendurch

Frauen: 2 bis 3 Portionen täglich

Männer: 4 bis 5 Portionen täglich

Nahrungs- mittel	Portions- größe	Kalorien pro Portion	Ballaststoffe in Gramm	Fett in Gramm
Banane	1 kleine	90	2	0
Bohnen, schwarze, gegart	90	115	7	0
Cashew- kerne, geröstet	15 g	80	0	6
Cheddar, fettarm	30 g	50	0	2
Erdnüsse, geröstet	15 Stück	90	3	7
Gebackene Kartoffel	¹/₂ große	110	2	0
Kidney- Bohnen, gegart	8 Esslöffel	115	6	0
Linsen, gegart	8 Esslöffel	115	8	0
Macadamia- nüsse	5–6 Stück	100	1	11
Mandeln	11 Stück	85	2	7

Nahrungsmittel	*Portionsgröße*	*Kalorien pro Portion*	*Ballaststoffe in Gramm*	*Fett in Gramm*
Mozzarella	30 g	80	0	5
Oliven	10 Stück	50	0	7
Olivenöl	1 Teelöffel	40	0	4
Parmesankäse	3 Esslöffel	80	0	5
Pekannüsse	ca. 15 g	95	1	9
Pinienkerne	40 Kerne	50	1	4
Pistazien	ca. 15 g	85	2	7
Sesamsamen	1 Teelöffel	50	2	7
Sonnenblumenkerne	ca. 15 g	80	2	7
Walnüsse	7 Hälften	90	3	9

3 So wenden Sie den Farbcode an

Sie stehen in den Startlöchern, um das Gesundheitsfarben-Ernährungssystem in Ihre Ernährung zu integrieren. Womit fangen Sie am besten an? Ich sage ganz provokativ: »Bringen Sie Ihr Haus auf Vordermann, genauer gesagt: Ihre Küche.« Nein, Sie müssen nicht putzen, nur aufräumen, denn in der Küche findet sich in der Regel all das, was Sie in vielen »schwachen Momenten« futtern. In der Küche beginnen Sie den Tag mit dem falschen Frühstück, und dort beenden Sie ihn wahrscheinlich meist auch mit einem höchst ungesunden, Fettpölsterchen bildenden Betthupferl. Deshalb erfahren Sie im Folgenden, wie Sie den Essfallen in Ihrer Küche entgehen und farbcodebewusst einkaufen können.

Vielleicht gehören Sie auch zu den Menschen, die andauernd in der Kantine und in Restaurants essen müssen oder die ihre Nahrung zwischen Tür und Angel verspeisen. Wie Sie trotz dieser Lebensweise das Gesundheitsfarben-System anwenden können, erfahren Sie in diesem Kapitel.

Vorbereitungen für das Gesundheitsfarben-Ernährungssystem

Was man nicht hat, kann man nicht essen. Folgen Sie dieser alten Volksweisheit, indem Sie den Inhalt Ihrer Vorratsschränke, Ihres Kühlschrankes und Tiefkühlgerätes kritisch betrachten.

Snackfood – die Essfalle Nummer eins

Gehen Sie auf die Jagd nach all den modernen Verführern, mit denen die Nahrungsmittelindustrie die Regale der Supermärkte vollstopft und die Ihnen versprechen, Ihren Stress zu reduzieren, Ihnen Energie ohne Ende zu verleihen, Sie munter, glücklich oder was auch immer zu machen. Bedenken Sie dabei: Derartige Nahrung kann nicht Ihre Lebensqualität erhöhen, das können nur Sie selber.

Wie viel Glück bringen Produkte, die zu salzig, zu süß oder zu fett sind? Den kurzen Moment des Genusses und der Befriedigung bezahlen die meisten Menschen mit Übergewicht. Die überflüssigen Pfunde tragen ganz gewiss nicht zum Glücklichsein bei, ganz zu schweigen von den gesundheitlichen Beeinträchtigungen, die diese Knabbereien, Süßigkeiten, schnellen Snacks und so weiter im Schlepptau führen.

Ersetzen Sie allein dieses Snackfood durch Obst und Gemüse, haben Sie für Ihre Gesundheit und für die Vorbeugung vieler Krankheiten schon eine Menge getan. Auf die Befriedigung von »Gelüstchen« müssen Sie ja nicht vollkommen verzichten.

Nährstoffarme Nahrung – die Essfalle Nummer zwei

Während der Umstellung auf das Gesundheitsfarben-Ernährungssystem müssen sich bei den meisten Menschen die Geschmacksknospen an die veränderte Nahrung gewöhnen. Ersparen Sie in Zukunft Ihren Geschmacksnerven all diese geringwertige Kost, die so gut wie keine Farbe aufzuweisen hat. Diese überwiegend beigen Nahrungsmittel bringen Ihre DNA aus dem Gleichgewicht und schwächen Ihr Immunsystem und damit die körpereigenen Schutzfunktionen und Selbstheilungskräfte.

Schütten Sie beim Aussortieren Ihrer Vorräte aber nicht das Kind mit dem Bade aus, Naturjoghurt und Tofu mit ihrer Nichtfarbe Weiß sind natürlich nicht gemeint. Zu den Lebensmitteln, die unserem Körper wenig nutzen, mitunter sogar schaden, rechne ich zum Beispiel Produkte, die außer industriell bearbeiteten (raffinierten) Kohlenhydraten wenig anderes zu bieten haben, also Weißbrot und weiße Brötchen, industriell mit raffiniertem Mehl und gehärteten Pflanzenfetten hergestellte Kuchen oder Kekse, weißer Reis (Weißreis), der so geschliffen wurde, um die Silberhäutchen und Keime zu entfernen, sodass er nur noch wenige Nährstoffe enthält. In die Kategorie gehören auch ballaststoffarme Cerealien und die so genannte weiße Pasta. All diese Lebensmittel sollten Sie durch Vollkornprodukte ersetzen, also Vollkornbrot, Vollkornnudeln und Naturreis (brauner Reis).

Lassen Sie sich nicht von irgendeiner kohlenhydratarmen Diät in die Irre führen. Es kommt nicht darauf an, die Aufnahme von Kohlenhydraten um jeden Preis zu verringern, sondern die richtigen, »guten« Kohlenhydrate zu sich zu nehmen. Und die stecken nun mal in Obst, Gemüse und Vollkornprodukten und bilden das Herzstück des Gesundheitsfarben-Ernährungssystems.

Hüten Sie sich vor den falschen Fetten

Dass Fette an sich nicht zu verdammen sind, habe ich schon erklärt (siehe »Achten Sie auf die Fette«, Seite 43). Doch selbst bei den »guten« Fetten muss man genau hinschauen.

Räumen Sie Margarine, Mayonnaise und Backfette aus Ihrem Kühlschrank. Mit deren Inhaltsstoffen tun Sie Ihrem Körper keinen Gefallen, das wissen Sie sicherlich. Schauen Sie sich aber auch das Speiseöl an, das Sie regelmäßig verwenden. Sortieren Sie Mais-, Raps-, Sonnenblumen- und Färberdistelöl aus. Sie enthalten 60 bis 70 Prozent Omega-6-Fettsäuren und fördern damit die DNA-Schädigungen. Jetzt stutzen Sie vielleicht, denn diese mehrfach ungesättigten Fettsäuren gelten ja im Allgemeinen als gesund. Im Prinzip ja, aber nicht, wenn sie im Übermaß genossen werden. Und das passiert mit den genannten Speiseölen recht schnell, da die Omega-6-Fettsäuren in der Regel in ausreichendem Maß über die normale Nahrung aufgenommen werden. Verwenden Sie besser nur Olivenöl oder Canolaöl, das Sie in sehr gut sortierten Supermärkten bekommen.

Schreiben Sie in Zukunft weder Vollmilch noch fettreiche Käse auf Ihren Einkaufszettel. Je nach Fettgehalt nehmen Sie mit einer Scheibe solcher Käse 80 bis 140 Kalorien zu sich. Verwenden Sie statt der Vollmilch eine fast fettfreie Magermilch oder noch besser: Sojamilch.

Keine Sorge, mit dem Gesundheitsfarben-Ernährungssystem leben Sie nicht fettfrei. Ihr Körper bekommt die Fette, die er tatsächlich braucht. Die in Obst und Gemüse enthaltenen Fette sowie die gesunden einfach ungesättigten Fettsäuren des Olivenöls sorgen für das notwendige Gleichgewicht zwischen den Omega-3- und Omega-6-Fettsäuren. Verwenden Sie oben genannte Pflanzenöle, bekommen die falschen Fettsäuren das Übergewicht. Wenn Sie mit der Nahrung mehr Omega-3-Fettsäuren aufnehmen und nicht noch zusätzliche Omega-6-Fettsäuren hinzufügen, liegen Sie genau richtig. Und darauf ist das Gesundheitsfarben-Ernährungssystem ausgerichtet.

Schauen Sie an, was Sie auf Ihren Teller legen

Im Restaurant erhalten Sie häufig einen Riesenteller, auf dem das Fleisch über den Tellerrand hinausragt und sich die Pommes frites oder der Kartoffelbrei häufen. Ein Maiskolben oder ein Häufchen anderes Gemüse bilden die einzige Farbe. Ihre normal großen Teller zu Hause packen Sie vielleicht nicht so voll, sodass Sie wahrscheinlich nicht so viel auf einmal wie im Restaurant essen. Doch schauen Sie mal kritisch auf den Inhalt Ihres Tellers. Besteht der nicht auch ziemlich häufig aus viel Fleisch, stärkereichen vegetarischen Beilagen wie Kartoffeln und einer geringen Menge an farbigem Gemüse? Oder einer großen Portion weißer Pasta mit Sahnesauce? Falls das zutrifft, ändern Sie das Schritt für Schritt.

- *Schritt eins:* Reduzieren Sie Ihre Fleischportion auf 90 Gramm (Durchschnittsmenge für Frauen) beziehungsweise 180 Gramm (Durchschnittsmenge für Männer), und ersetzen Sie Pommes frites, Kartoffeln oder Kartoffelbrei durch Möhrenscheiben und Spinat. Essen Sie statt weißer Pasta die nährstoffreichere Vollkornpasta. Und nehmen Sie statt Sahnesauce eine auf Tomaten basierende Sauce.

- *Schritt zwei:* Bringen Sie nach und nach immer mehr kalorienarme und gesunde Farben auf Ihren Teller, zum Beispiel rote Paprika, Brokkoli, Tomatensauce, Knoblauch und Zwiebeln. Garnieren Sie Hühnchen und Fisch mit

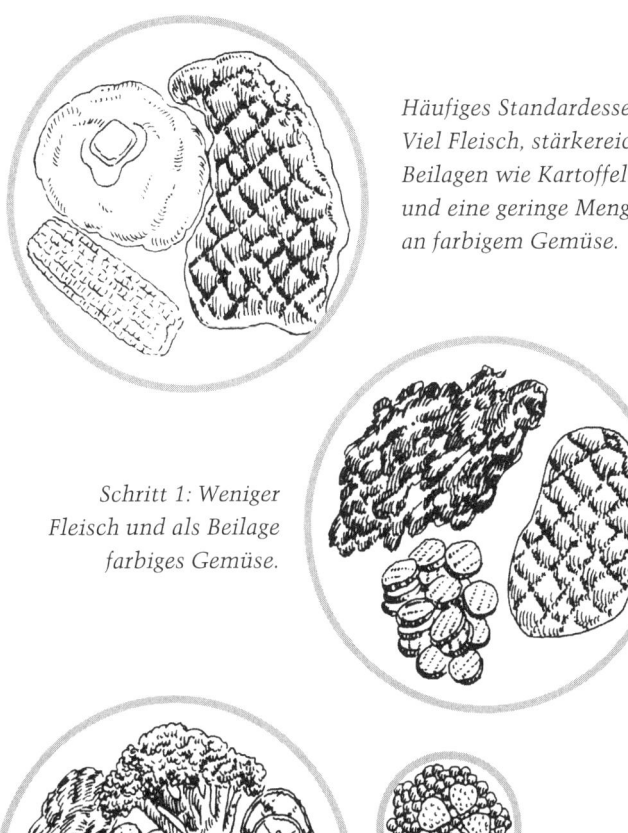

*Häufiges Standardessen:
Viel Fleisch, stärkereiche
Beilagen wie Kartoffelbrei
und eine geringe Menge
an farbigem Gemüse.*

*Schritt 1: Weniger
Fleisch und als Beilage
farbiges Gemüse.*

*Schritt 2: Wenig Fleisch und
eine Vielfalt an farbigem
Gemüse und als Dessert
Beerenfrüchte.*

Orangen- oder Zitronenscheiben, deren Fruchtfleisch oder Saft Sie natürlich mitessen. Servieren Sie ein Dessert aus Beerenfrüchten.

Haben Sie diese beiden Schritte geschafft, genießen Sie eine Mahlzeit, die nicht nur fett- und kalorienarm ist, sondern die Ihnen auch in ausreichender Menge die gesundheitsfördernden Pflanzenstoffe liefert.

Machen Sie Obst und Gemüse zum Mittelpunkt

Was finden Sie an Obst und Gemüse in Ihrer Küche? Ein paar Äpfel, zwei, drei Bananen, einen Eisbergsalat und eine Packung tiefgefrorener Erbsen? Auch wenn es bei Ihnen nicht ganz schlimm aussieht, sollten Sie diesen – aus ernährungswissenschaftlicher Sicht – ärmlichen Frischkostvorrat gewaltig mit farbenprächtiger Pflanzenkost anreichern.

Gemüseläden, Supermärkte mit gut gepflegten Obst- und Gemüseabteilungen oder Wochenmärkte breiten das variantenreiche Spektrum an frischem Obst und Gemüse appetitlich vor Ihnen aus. Doch heutzutage ist frische Ware nicht die einzige Wahl – und nicht immer die beste, wenn lange Transportwege Einschränkungen erzwingen. Ein gutes Beispiel dafür sind die Tomaten, die noch grün vom Strauch gepflückt und häufig mit einem Frischhaltemittel besprüht werden, damit sie den langen Transportweg heil überstehen. Im Gegensatz dazu reifen die Tomaten, die Sie verarbeitet in Dosen, Flaschen oder im Tetrapack kaufen, nicht nur in der Sonne voll aus, sondern der Wärmeprozess beim Konservieren schließt den gesundheitsfördernden roten Farbstoff Lycopin so auf, dass er leicht vom Körper aufgenommen werden kann. Sie können sich also getrost mit Tomatenprodukten eindecken. Schon ein großes Glas eines hochwertigen Tomaten-Gemüse-Saftes erhöht den Lycopinspiegel in Ihrem Körper in einer Weise, die Schutz vor DNA-Schädigungen bietet.

Dem allgemeinen Rat, das frisch geerntete Obst und Gemüse der Saison zu bevorzugen, kann ich nur beipflichten. Optimal sind die regionalen landwirtschaftlichen Produkte. Doch genauso guten Gewissens kann ich Ihnen die Tiefkühlkost empfehlen, da sie, was die Nährstoffe betrifft, den frischen Produkten gleichzusetzen ist. Die Obst- und Gemüsesorten, die sich zum Einfrieren eignen, werden in reifem Zustand schnell und schonend eingefroren. Nutzen Sie alle Möglichkeiten von frisch über tiefgefroren bis hin zu konserviert. So erleichtern Sie sich den Einkauf und die Vorratshaltung. Vor allem aber stellen Sie damit sicher, dass Sie täglich alle sieben Farbgruppen problemlos abdecken können.

Vorratshaltung leicht gemacht

Das von vielen Menschen vorgebrachte Argument »Ich esse so wenig Obst und Gemüse, weil die frische, gesunde Ware ja so leicht verdirbt und ich nicht täglich einkaufen kann« zieht schon lange nicht mehr. Dank der nährstoffschonenden Tiefkühlung und Konservierung gibt es heutzutage genügend Möglichkeiten zur Vorratshaltung, wie der folgende Überblick beweist. Er zeigt Ihnen an Beispielen für jede Farbgruppe, wie Sie Ihre Vorräte bequem und Zeit sparend auf die Gesundheitsfarben-Ernährung ausrichten können. Die genannten Produkte sollten in Ihrer Küche nicht fehlen.

- **Farbgruppe rot:** In Dosen, Gläsern, Flaschen oder im Tetrapack: Tomaten (ganz, püriert, gewürfelt), Tomatenmark, Tomatensuppe, auf Tomaten basierende Pastasaucen und Salsa, Saft der rosafarbenen Grapefruit (100 Prozent Fruchtanteil). Selber einfrieren können Sie: rote Paprika, in Streifen oder Würfel geschnitten.
  Frischtipp: Aufgeschnittene Wassermelonen halten sich im Kühlschrank mehr als eine Woche.

- **Farbgruppe rot/purpur:** In Flaschen oder im Tetrapack: roter Traubensaft und Cranberrysaft. Tiefgefroren: Beerenfrüchte aller Art, Kirschen, Rotkraut.
  Frischtipp: Rote Äpfel und Birnen lassen sich an einem kühlen, luftigen Platz lange lagern.

- **Farbgruppe orange:** Tiefgefroren: Möhren. Selber einfrieren können Sie: ganze Aprikosen, Honigmelone, Mango und Kürbis, in Scheiben oder Würfel geschnitten.
  Frischtipp: Frische Möhren lassen sich an einem kühlen, luftigen Platz lange lagern.

- **Farbgruppe orange/gelb:** In Dosen, Gläsern, Flaschen oder im Tetrapack: Orangen-, Grapefruit- und Ananassaft sowie Ananas und gelbe Pfirsiche im eigenen Saft (jedoch ohne Zuckerzusatz). Selber einfrieren können Sie: frische Ananas und gelbe Pfirsiche, in Scheiben oder Würfel geschnitten.
  Frischtipp: Orangen, Mandarinen und Tangarinen lassen sich an einem kühlen, luftigen Platz lange lagern.

- **Farbgruppe gelb/grün:** Tiefgefroren: Spinat, Grünkohl, Rosenkohl. Selber einfrieren können Sie: grüne Paprika, in Streifen oder Würfel geschnitten.

Frischtipp: Weißkohl und Wirsing lassen sich an einem kühlen, luftigen Platz lange lagern.

- **Farbgruppe grün:** Tiefgefroren: Brokkoli, Blumenkohl. Es lohnt sich, beide Gemüse während der Saison selber einzufrieren.
- **Farbgruppe weiß/grün:** In Gläsern und Dosen: Knoblauch und Pilze.
  Frischtipp: Knoblauch, Zwiebeln und Knollensellerie lassen sich an einem kühlen, luftigen Platz lange lagern. Stangensellerie hält sich lange im Kühlschrank.

Neben den genannten Produkten sollten Sie sich auch den Zugang zur Welt der exotischen Früchte sowie der vielfältigen Kräuter und Gewürze eröffnen. Sie stehen zum großen Teil ganzjährig zur Verfügung (siehe »Entdecken Sie die Welt der Früchte und Kräuter«, Seite 187).

Gewürze und natürliche Geschmacksverstärker

Gewürze, Nüsse, Samen und Öle besitzen nicht nur einen guten Eigengeschmack, sondern verstärken auch den Geschmack von anderen Nahrungsmitteln. Einen variantenreichen Vorrat kann ich Ihnen nur wärmstens empfehlen.

Wenn Sie Gemüse in wenig Wasser schonend bissfest dämpfen, schmeckt es zwar gut, aber ihm fehlt das i-Tüpfelchen. Würzen Sie doch mal Brokkoli oder Rosenkohl mit so kontrastierenden Gewürzen wie Ingwer und Knoblauch – Sie werden den wunderbaren Geschmack sehr genießen. Rosmarin, Oregano oder Thymian verleihen Möhren eine genussvolle Würze. Dill würzt nicht nur Fischsaucen und Gurkensalat ausgezeichnet, sondern auch Sommerkürbisse und Zucchini.

Chilischoten, die den Krebs vorbeugenden Pflanzenstoff Capsaicin enthalten, geben vielen Gerichten eine feurige Würze. In der Pfanne geröstete Nüsse und Samen verstärken den Geschmack vieler Gemüsesorten. Versuchen Sie Kürbiskerne mit Möhren!

Auch Mandeln, Walnüsse, Pistazien, Macadamianüsse oder Cashewkerne schmecken – in ganz wenig Oliven- oder Canolaöl geröstet – ausgezeichnet zu Gemüse. Schon ein paar Nüsse verstärken den Geschmack der Gemüse und liefern Ihrem Körper die einfach ungesättigten Fettsäuren, die er täglich braucht. Außerdem sind sie eine wunderbare Knabberei für nervöse Momente. Allerdings ist bei Nüssen Zurückhaltung angesagt. Schon eine Hand voll Nüsse hat im Durchschnitt 100 Kalorien! Sie bekommen also nicht den Freibrief für eine ganze Tüte Erdnüsse.

Beim Würzen sind Ihrer Fantasie keine Grenzen gesetzt! Seien Sie mutig, und probieren Sie auch einmal für Sie bisher ungewohnte Würzmittel aus.

Tipp am Rande: Nüsse und manche Samen sind ja beliebte Knabbereien für den Fernsehabend. Aber wie Sie gerade gelesen haben, sollten mit diesen kalorienreichen Leckereien vorsichtig umgehen. Essen Sie lieber Popcorn. Das können Sie in einer preiswerten Popcornmaschine oder in der Mikrowelle ohne Zusatz von Speiseöl schnell selbst zubereiten.

Geben Sie Sojaprodukten einen festen Platz

Diese wertvollen Proteinlieferanten dürfen in Ihrer Küche nicht fehlen. An erster Stelle steht dabei das Sojaprotein-Pulver, das Sie vielen Gerichten hinzufügen können, um sie mit Proteinen anzureichern, ohne den Geschmack der Speisen zu beeinflussen. So eignet sich dieses Proteinisolat zum Beispiel besonders gut als Zugabe für Saucen und Fruchtsäfte.

Die Low-Fat-Diäten der frühen 1980er Jahre haben häufig die ausgewogene Proteinzufuhr vernachlässigt. Diesen Fehler macht man heute weniger. Sie sollten ihn überhaupt nicht machen, denn das Sojaprotein-Pulver – zum Beispiel in Saft gerührt – stillt auf gesunde Weise Ihren Hunger zwischen den Mahlzeiten und fördert die Proteine Ihrer Muskelzellen.

In Reformhäusern, aber auch bereits in gut sortierten Supermärkten bekommen Sie neben dem bekannten Tofu zahlreiche andere Sojaprodukte, wie zum Beispiel Sojafleisch (TVP – texturiertes vegetabiles Protein), ein Sojaproteinkonzentrat, das Sie hervorragend anstelle von Hackfleisch verwenden können. Bereichern Sie Ihren Speiseplan auch mit Sojawürstchen, Sojaschinken, Miso (eine würzig Sojabohnenpaste), Natto oder Sufo (käseähnliche Produkte aus fermentiertem Tofu oder Sojabohnen) – und nicht zu vergessen: Sojabohnen und Sojakeimlinge. Mit ein wenig Experimentierfreude werden Sie die Vorteile der Sojaprodukte bald entdecken und zu schätzen wissen.

Leckere Rezepte für die Ernährung
nach dem Gesundheitsfarben-System

Die nachfolgenden Rezepte sind als Anregung und Einführung in die Gesundheitsfarben-Ernährung gedacht. Alle Rezepte sind darauf ausgerichtet, Ihnen den größtmöglichen Nutzen der farbigen Pflanzenstoffe zu bieten, und das mit einem Minimum an Fett, einer angemessenen Anzahl an Kalorien und einem ausgezeichneten Geschmack.

Essen Sie im Rahmen Ihrer neuen Ernährungsweise, was Ihnen schmeckt, seien Sie jedoch offen für alles Neue. Sie müssen Ihren Speiseplan nicht von einem Tag auf den anderen ändern, doch tasten Sie sich kontinuierlich und mit einer Portion Experimentierfreude an die Gesundheitsfarben-Ernährung heran.

Sojaprotein-Shake mit Orangen, Bananen und Erdbeeren

Farbgruppen: orange/gelb; rot/purpur
Für 1 Portion

Sojaprotein-Shakes lassen sich mit fast jedem Fruchtsaft und jeder Obstsorte zubereiten. Mit tiefgekühltem Obst wird der Shake dickflüssiger als mit frischem. Verwenden Sie nur frische Früchte, können Sie ein paar Eiswürfel hinzufügen.

– 28 g Sojaprotein-Pulver (Sojaproteinisolat), pur oder mit Vanillegeschmack
– $1/_8$ l Wasser
– $1/_8$ l Orangensaft *(orange/gelb)*
– 200 g Erdbeeren, frisch oder gefroren *(rot/purpur)*

Alle Zutaten in den Mixer geben und gründlich pürieren.

Nährstoffgehalt pro Portion: Kalorien: 282; Eiweiß: 25 Gramm; Fett: 2 Gramm; Kohlenhydrate: 49 Gramm; Ballaststoffe: 8 Gramm; Alpha-Karotin: 16 Mikrogramm; Beta-Karotin: 42 Mikrogramm; Beta-Cryptoxanthin: 123 Mikrogramm; Lutein und Zeaxanthin: 171 Mikrogramm.

Sieben-Farben-Salat mit Hühnerbrust
Farbgruppen: alle
Für 1 Portion

Dieser farbenprächtige Salat, in dem alle Farbgruppen vertreten sind, ist sehr schnell zubereitet, wenn Sie gegarte Hühnerbrust zur Hand haben.

Tipp: Grillen Sie einige Hühnerbrüste auf Vorrat und frieren Sie die Hälften einzeln ein. Dieses Geflügelfleisch eignet sich für viele gesunde Gerichte

Für den Salat:
- 2 Hühnerbrusthälften, in Teriyakisauce mariniert, gegrillt und abgekühlt
- 1 Birne, geschält und gewürfelt
- 10 rote Weintrauben *(rot/purpur)*
- 1 kleine Dose Mandarinen, abgetropft *(gelb/orange)*; Saft auffangen und anderweitig verwenden
- 1 gelbe Paprika, in Stifte geschnitten *(gelb/grün)*
- 1 Möhre, in Stifte geschnitten *(orange)*
- $^1/_4$ Avocado, gewürfelt *(gelb/grün)*
- 2 Lauch- oder Frühlingszwiebeln, fein zerkleinert *(weiß/grün)*
- 10 Kirschtomaten *(rot)*
- 180 g Brokkoli, in Röschen zerteilt *(grün)*
- 1 gute Hand voll gemischter Blattsalat (Fertigmischung aus dem Kühlregal) oder junger Blattspinat

Für das Dressing:
- 1 Esslöffel Reisessig
- 1 Teelöffel Sojasauce
- $1/2$ Teelöffel Zucker
- $1/8$ Teelöffel Ingwerpulver
- $1/4$ Teelöffel Sesamöl
- $1/8$ Teelöffel weißer Pfeffer

Das Hühnerfleisch in Streifen schneiden und zusammen mit allen anderen Salatzutaten in eine Schüssel geben. Alle Dressingzutaten in eine kleine Schlüssel geben und gründlich verrühren. Das Dressing über den Salat gießen und untermischen.

Nährstoffgehalt pro Portion: Kalorien: 328; Eiweiß: 32 Gramm; Fett: 5 Gramm; Kohlenhydrate: 42 Gramm; Ballaststoffe: 10 Gramm; Alpha-Karotin: 689 Mikrogramm; Beta-Karotin: 2524 Mikrogramm; Beta-Cryptoxanthin: 204 Mikrogramm; Lutein und Zeaxanthin: 1392 Mikrogramm.

Pfannengerührte Shrimps mit Tofu und Brokkoli
Farbgruppen: grün und weiß/grün
Für 2 Portionen

Pfannenrühren ist eine der gesündesten Zubereitungsmethoden. Man benötigt dafür sehr wenig Öl, und die in mundgerechte Stücke geschnittenen Zutaten werden sehr schnell gar, sodass die Nährstoffe weitgehend erhalten bleiben. Die appetitliche Kombination aus Shrimps und Brokkoli wird durch den Tofu mit Proteinen angereichert. Die schmackhafte Ingwer-Knoblauch-Sauce darf sogar mit einem Schuss Ketchup abgerundet werden. Bereiten Sie das Gericht in einer Pfanne mit Antihaftbeschichtung zu.

- 350 g Shrimps, frisch oder gefroren, gepult und Darm entfernt
- 700 g Brokkoli, in Röschen zerteilt *(grün)*
- 1 Knoblauchzehe, fein zerkleinert *(weiß/grün)*
- 1 daumengroßes Stück Ingwerwurzel, geschält und fein gerieben
- 1 Schalotte, zerkleinert *(weiß/grün)*
- 120 g Tofu, in 1 cm große Würfel geschnitten

Für die Sauce:
- 2 Esslöffel salzarme Sojasauce
- 3 Esslöffel Reiswein oder Hühnerbrühe
- 2 Teelöffel Reisessig
- $1/2$ Teelöffel Zucker
- 1 Esslöffel Ketchup *(rot)*

- $^1/_2$ Teelöffel weißer Pfeffer
- 3 Teelöffel Stärkemehl

Die Shrimps kurz abspülen und mit Küchenpapier trockentupfen. Den Brokkoli 1 Minute in kochendem Wasser blanchieren, abgießen, aber nicht abspülen und beiseite stellen. Alle Zutaten für die Sauce in eine kleine Pfanne geben und bei mittlerer Hitze unter ständigem Rühren kochen, bis die Sauce sämig ist. Beiseite stellen. Eine Pfanne erhitzen und den Knoblauch, den Ingwer sowie die Schalotten darin einige Sekunden braten. Der Knoblauch darf glasig, aber nicht braun werden. Die Shrimps hinzufügen und unter Rühren garen, bis sie rosa und nicht mehr glasig sind. Den Tofu sowie den Brokkoli zugeben und etwa 2 Minuten unter Rühren erhitzen. Die Sauce zugießen und zügig unter die Shrimps-Brokkoli-Mischung heben. Mit gekochtem Naturreis (braunem Reis) servieren.

Nährstoffgehalt pro Portion: Kalorien: 358; Eiweiß: 50 Gramm;
Fett: 8 Gramm; Kohlenhydrate: 23 Gramm; Ballaststoffe: 6 Gramm;
Beta-Karotin: 1471 Mikrogramm; Lutein und Zeaxanthin: 4303 Mikrogramm; Lycopin: 1276 Mikrogramm.

Salat Niçoise spezial

Farbgruppen: gelb/grün; rot; orange/gelb
Für 2 Portionen

Dies ist eine abgewandelte Form des klassischen Niçoise-Salats, der ebenfalls Thunfisch enthält. Für die gesunden und appetitlichen Farben sorgen hier der sattgrüne Romanasalat und die Tomate.

Für den Salat:
- 1 kleiner Romanasalat, in mundgerechte Stücke zerpflückt *(gelb/grün)*
- 170 g Thunfisch (aus der Dose, in Wasser konserviert), zerbröckelt
- 360 g Grüne Bohnen, in kurze Stücke geschnitten, bissfest gegart und abgekühlt
- 1 Tomate, gewürfelt *(rot)*
- 2 kleine rote Süßkartoffeln, gekocht, abgekühlt und in Scheiben geschnitten

Für das Dressing:
- 2 Esslöffel Olivenöl
- 1 Esslöffel frischer Zitronensaft *(orange/gelb)*
- $1/4$ Teelöffel Zucker
- 1 Teelöffel frischer Dill, fein zerkleinert, oder $1/4$ Teelöffel getrockneter Dill
- $1/4$ Teelöffel Salz
- Pfeffer aus der Mühle (nach Belieben)
- $1/2$ Teelöffel Dijon-Senf

Den Romanasalat auf zwei Teller verteilen und jeweils die Hälfte aller übrigen Salatzutaten darauf anrichten. Die Zutaten für das Dressing in einer kleinen Schlüssel gründlich mischen und auf die beiden Salatportionen träufeln.

Nährstoffgehalt pro Portion: Kalorien: 306; Eiweiß: 29 Gramm; Fett: 7 Gramm; Kohlenhydrate: 34 Gramm; Ballaststoffe: 9 Gramm; Alpha-Karotin: 186 Mikrogramm; Beta-Karotin: 2246 Mikrogramm; Lutein und Zeaxanthin: 3862 Mikrogramm; Lycopin: 2723 Mikrogramm.

Würzige Tomaten-Soja-Suppe
Farbgruppen: weiß/grün; orange; rot
Für 8 Personen

Falls Sie keine frischen, vollkommen reife Flaschen- oder Eiertomaten bekommen, sollten Sie italienische Flaschentomaten aus der Dose verwenden. Diese Tomaten sind ein ausgezeichneter Ersatz, denn sie sind sehr aromatisch, weil sie vollreif gepflückt und sofort verarbeitet wurden. Außerdem haben hochwertige Dosentomaten noch einen Vorteil: Der unter Hitze erfolgende Konservierungsprozess schließt das nutzbringende Lycopin so auf, dass es für den menschlichen Körper leichter verwertbar wird. Statt der üblichen Crème fraîche oder Sahne kommt in diese Tomatensuppe Sojamilch. Sie verleiht der Suppe die gewünschte sämige Konsistenz und ist außerdem ein wertvoller Proteinlieferant.

- 1 Esslöffel Olivenöl
- 2 mittelgroße Zwiebeln, in feine Ringe geschnitten *(weiß/grün)*
- 1 mittelgroße Möhre, geschält und gewürfelt *(orange)*
- 6 Zehen Knoblauch, grob zerkleinert *(weiß/grün)*
- 1,5 kg frische Flaschen- oder Eiertomaten, geviertelt, oder 4 Dosen (à 425 Gramm) italienische Tomaten *(rot)*
- 1 Esslöffel frische Oreganoblätter oder 1 Teelöffel getrockneter Oregano
- 1 Prise Zucker
- Salz
- Pfeffer aus der Mühle

- 1 l salzarme Hühnerbrühe
- $^1/_2$ Teelöffel gemahlenes Piment
- $^1/_2$ l Sojamilch
- 1 Teelöffel Worcestersauce

Das Öl in einem großen Topf erhitzen. Zwiebeln, Möhren und Knoblauch hinzufügen und unter Rühren 8 bis 10 Minuten braten, bis die Zwiebeln glasig sind. (Vorsicht, der Knoblauch darf nicht verbrennen!) Die frischen Tomaten oder die Dosentomaten samt dem Saft, den Oregano und den Zucker zugeben. Mit Salz und Pfeffer würzen. 5 Minuten kochen lassen und dabei die Tomaten mit dem Kochlöffel etwas zerkleinern. Brühe und Piment hinzufügen und das Ganze zum Kochen bringen. Den Topfdeckel schräg auflegen, die Hitze verringern und die Suppe etwa 45 Minuten köcheln lassen. Die Suppe im Mixer pürieren und in den Topf zurückgießen. Sojamilch und Worcestersauce unterrühren und kurz aufkochen lassen.

Nährstoffgehalt pro Portion: Kalorien: 111; Eiweiß: 7 Gramm; Fett: 4 Gramm; Kohlenhydrate: 14 Gramm; Ballaststoffe: 4 Gramm; Alpha-Karotin: 291 Mikrogramm; Beta-Karotin: 882 Mikrogramm; Lutein und Zeaxanthin: 107 Mikrogramm; Lycopin: 19959 Mikrogramm.

Kabeljau mit Balsamico-Thymian-Sauce
Für 2 Portionen

Dieses Rezept und die Zubereitungsmethode können Sie für jeden filetierten Fisch und für entbeinte Hühnerbrust anwenden. Fisch und Hühnerfleisch werden schonend gegart und bleiben saftig und geschmackvoll.

Die Garzeit für Fischfilets beträgt pro Zentimeter Dicke etwa 5 Minuten; die für Hühnerbrust etwa 15 Minuten.

– 500 g Kabeljaufilet
– Salz
– Pfeffer aus der Mühle
– 2 Teelöffel Olivenöl

Für die Sauce:
– 2 Esslöffel Balsamico-Essig
– 1 Esslöffel frische Thymianblätter

Den Fisch auf beiden Seiten salzen und pfeffern. Eine Pfanne, für die Sie einen Deckel haben, bei mittlerer Hitze erhitzen. Das Öl hineingeben und heiß werden lassen. Den Fisch hinzufügen und 5 Minuten braten, bis die Unterseite beginnt, braun zu werden. Den Fisch vorsichtig wenden. Die Hitze verringern und den Pfannendeckel fest auflegen. Den Fisch weitere 5 Minuten garen, bis er sich mit der Gabel problemlos in seine Segmente teilen lässt. Den Fisch vorsichtig herausnehmen und auf einen Teller legen.

Für das Zubereiten der Sauce die Kochstelle auf mittlere

Hitze bringen. Den Essig in die Pfanne geben und unter schnellem Rühren den Bratansatz vom Pfannenboden lösen. Den Fisch noch einmal in die Pfanne geben und in dem Sud wenden. Den Fisch auf vorgewärmten Tellern anrichten und mit Thymianblättern bestreuen. Sofort servieren.

Nährstoffgehalt pro Portion: Kalorien: 228; Eiweiß: 40 Gramm; Fett: 6 Gramm; Kohlenhydrate: 1 Gramm.

Sautierter Mangold
Farbgruppen: grün; rot/purpur; weiß/grün
Für 2 Personen

Mangold schmeckt ein wenig wie Spinat mit Nussgeschmack. Wenn Sie beim Einkauf auf feste Stiele und durchgehend sattgrüne Blätter achten, behält der Mangold mit dieser Zubereitungsmethode problemlos seinen appetitlichen »Biss«. Nach diesem Rezept können Sie auch Blattspinat garen.

- 1½ Teelöffel Olivenöl
- ¼ rote Zwiebel, klein gewürfelt *(rot/purpur)*
- 1 kg Mangold, gewaschen, getrocknet, die Stiele bis zum Blattansatz entfernt und grob zerkleinert *(grün)*
- 2 Zehen Knoblauch, fein gehackt *(weiß/grün)*
- Salz

Das Öl in einer großen Pfanne erhitzen und die Zwiebeln darin unter ständigem Rühren glasig braten. Knoblauch und Mangold hinzufügen und unter Rühren garen, bis die Mangoldblätter zusammengefallen sind. Mit Salz abschmecken und sofort servieren.

Nährstoffgehalt pro Portion: Kalorien: 67; Eiweiß: 2,5 Gramm; Fett: 3 Gramm; Kohlenhydrate: 8 Gramm; Ballaststoffe: 2,5 Gramm; Alpha-Karotin: 55 Mikrogramm; Beta-Karotin: 4389 Mikrogramm.

Salat aus buntem Gemüse

Farbgruppen: alle
8 Portionen

Dieser köstliche Salat bietet Ihnen alle Farbgruppen in Perfektion. Die frischen Basilikumblätter verleihen diesem Salat das i-Tüpfelchen. Besonders appetitlich sieht der Salat in einer weißen Schüssel aus.

Für den Salat:
- 1 Strunk Brokkoli, in Röschen zerlegt *(grün)*
- 1 kleiner Kopf Blumenkohl, in Röschen zerlegt *(weiß/grün)*
- 250 g junge Möhren, in Scheiben geschnitten *(orange)*
- 250 g Kirschtomaten, halbiert *(rot)*
- 2 mittelgroße Gärtnergurken oder 1 große Salatgurke, geschält und grob gewürfelt *(gelb/grün)*
- 1 rote Paprika, in kurze, feine Streifen geschnitten *(rot/purpur)*
- 1 gelbe Paprika, in kurze, feine Streifen geschnitten *(gelb/grün)*
- 1 kleine rote Zwiebel, in sehr dünne Ringe geschnitten *(rot/purpur)*
- 160 g kleine schwarze Oliven, entsteint
- 5 Stängel Petersilie, fein zerkleinert

Für das Dressing:
- 2 Esslöffel Olivenöl
- 1 Esslöffel Balsamico-Essig

- 2 Esslöffel frischer Zitronensaft *(orange/gelb)*
- 1 Teelöffel Salz
- $1/2$ Teelöffel Pfeffer aus der Mühle
- $1/2$ Teelöffel Dijon-Senf
- 3 Zehen Knoblauch *(weiß/grün)*
- 3–4 Stängel frisches Basilikum

Für den Salat in einem großen Topf Wasser zum Kochen bringen. Brokkoli, Blumenkohl und Möhren hinzufügen und 2 Minuten garen, bis das Gemüse etwas weicher, aber noch sehr knackig ist. Abgießen und mit kaltem Wasser abschrecken, um den Garprozess schnell zu beenden, damit das Gemüse nicht zu weich wird. Beiseite stellen.

Alle Zutaten für das Dressing in den Mixer geben und pürieren, bis der Knoblauch vollkommen zerkleinert ist und das Dressing eine sämige Konsistenz hat.

Das kurz gegarte Gemüse und alle restlichen Zutaten für den Salat in eine große Schüssel geben und das Dressing untermischen. Sofort servieren.

Nährstoffgehalt pro Portion: Kalorien: 90; Eiweiß: 5 Gramm; Fett: 2 Gramm; Kohlenhydrate: 4 Gramm; Ballaststoffe: 11 Gramm; Alpha-Karotin: 960 Mikrogramm; Beta-Karotin: 1954 Mikrogramm; Beta-Cryptoxanthin: 136 Mikrogramm; Lutein und Zeaxanthin: 440 Mikrogramm; Lycopin: 908 Mikrogramm.

Sojafleischsauce für Pasta

Farbgruppen: weiß/grün; orange; gelb/grün; rot
Für 4 Portionen

Sojafleisch bekommen Sie in gut sortierten Supermärkten oder im Reformhaus. Sein Handelsname lautet TVP (texturiertes vegetabiles Protein). Es handelt sich dabei um ein Proteinkonzentrat, das zu hackfleisch- oder fleischwürfelartigen Stückchen geformt wird. Ähnlich wie Tofu besitzt Sojafleisch die wunderbare Eigenschaft, den Geschmack der Zutaten, in denen es gegart wird, anzunehmen. Meist lässt es sich von Fleisch kaum unterscheiden. Besonders gut eignet es sich für die Zubereitung von Pastasaucen und Chilis. Verwenden Sie frische oder getrocknete Gewürze und Kräuter.

- 1 Esslöffel Olivenöl
- 2 Zehen Knoblauch, fein zerkleinert *(weiß/grün)*
- 1 mittelgroße Zwiebel, grob zerkleinert *(weiß/grün)*
- 2 Stängel Stangensellerie, in kurze Stücke geschnitten *(weiß/grün)*
- 1 mittelgroße Möhre, geschält und gewürfelt *(orange)*
- 120 g Pilze (Arten nach Belieben), in feine Scheiben geschnitten *(weiß/grün)*
- $^1/_2$ grüne oder gelbe Paprika, fein gewürfelt *(weiß/grün)*
- 1 große Dose pürierte Tomaten *(rot)*
- 1 Teelöffel getrocknetes Basilikum oder 1 gut beblätterter Stängel frisches Basilikum
- 1 Teelöffel getrockneter Oregano oder 2 Teelöffel frischer, zerkleinerter Oregano

- $^1/_2$ Teelöffel getrocknetes Rosmarin oder 1 Teelöffel frisches Rosmarin
- $^1/_8$ Teelöffel geriebenes Piment
- $1^1/_2$ Teelöffel Salz
- $^1/_2$ Teelöffel Pfeffer aus der Mühle
- 1 Teelöffel Zucker
- 2 Esslöffel Rotwein
- 2 Esslöffel Wasser
- 350 g Sojafleisch (möglichst in Hackfleischform)
- 2 Esslöffel geriebener Parmesankäse
- 2 Esslöffel fein zerkleinerte Petersilie

Das Öl bei mittlerer Hitze in einem großen Topf erhitzen und Knoblauch, Zwiebeln, Sellerie, Karotten, Pilze und Paprika hinzufügen. Das Gemüse unter Rühren etwa 4 Minuten garen, bis es eine weiche Konsistenz angenommen hat, aber noch nicht beginnt, braun zu werden. Die pürierten Tomaten untermischen, dann Basilikum, Oregano, Rosmarin Piment, Salz, Pfeffer, Zucker, Rotwein und Wasser einrühren. Den Topf zudecken, die Hitze verringern und die Sauce 30 Minuten köcheln lassen. Falls die Sauce dabei zu dick wird, nach und nach ein paar Esslöffel Wasser unterrühren. Das Sojafleisch, den Parmesankäse und die Petersilie hinzufügen und garen, bis das Fleisch weich beziehungsweise heiß ist. Die Sauce zu einer Vollkornpasta servieren.

Nährstoffgehalt pro Portion: Kalorien: 247; Eiweiß: 24 Gramm; Fett: 5 Gramm; Kohlenhydrate: 32 Gramm; Ballaststoffe: 11 Gramm; Alpha-Karotin: 641 Mikrogramm; Beta-Karotin: 2077 Mikrogramm; Lutein und Zeaxanthin: 225 Mikrogramm; Lycopin: 33090 Mikrogramm.

Krautsalat mit Paprika

Farbgruppen: grün; orange; gelb/grün; rot/purpur; weiß/grün
Für 12 Portionen (als Beilage)

Mit diesem Krautsalat bringen Sie einen pikant schmecken-
den und äußerst gesunden »Farbmix« auf den Tisch. Er passt
ausgezeichnet zu vegetarischen Burgern. Reste können Sie
mit einer Scheibe Vollkornbrot als Zwischenmahlzeit essen
oder – statt der üblichen Salatblätter – für ein Sandwich verwenden.

Für den Salat:
– 1 kleiner Kopf Weißkohl, in feine Streifen geschnitten
  (grün)
– 2 große Möhren, geraspelt *(orange)*
– 1 gelbe Paprika, entkernt und in kurze, feine Streifen geschnitten *(gelb/grün)*
– 1 rote Paprika, entkernt und in kurze, feine Streifen geschnitten *(rot/purpur)*
– 1 kleine rote Zwiebel, sehr fein gewürfelt *(rot/purpur)*
– 5–6 Stängel Petersilie, fein gehackt

Für das Dressing:
– 1 eingelegte, grüne milde Chilischote (zum Beispiel die
  Sorte Anaheim)
– $^1/_8$ l Reisessig
– 1 Esslöffel Zitronensaft
– 4 Esslöffel Olivenöl
– 1 Esslöffel Dijon-Senf

- 2 Zehen Knoblauch *(weiß/grün)*
- 2 Teelöffel Zucker
- 1 gehäufter Teelöffel Salz
- $^1/_2$ Teelöffel Kreuzkümmel
- $^1/_4$ Teelöffel Tabasco
- Pfeffer aus der Mühle
- 2 Teelöffel geriebene Zitronenschale
- 1 Esslöffel gemahlener Kümmel (nach Belieben)

Für den Salat die Kohlstreifen in ein Metallsieb geben und etwa zwei Minuten mit kochend heißem Wasser übergießen und pressen, bis er eine weiche Konsistenz hat. (Fürs Pressen die Unterseite einer Schöpfkelle oder einen Kartoffelstampfer verwenden.) Den Kohl mit kaltem Wasser abspülen und zum Trocknen auf einem Küchenhandtuch ausbreiten und mit Küchenpapier sorgfältig trockentupfen. (Bei Platzmangel den Kohl portionsweise trocknen.)

Kohl, Möhren, Paprika, Zwiebeln und Petersilie in eine große Schüssel geben und gründlich mischen.

Für das Dressing alle Zutaten – bis auf den Kümmel – in den Mixer geben und mixen, bis eine leicht sämige Sauce entstanden ist. Das Dressing und den Kümmel gründlich unter den Salat mischen. Vor dem Servieren den Salat ein paar Stunden kühl stellen, damit er gut durchzieht.

Nährstoffgehalt pro Portion: Kalorien: 73; Eiweiß: 1 Gramm; Fett: 5 Gramm; Kohlenhydrate: 8 Gramm; Ballaststoffe: 2 Gramm; Alpha-Karotin: 409 Mikrogramm; Beta-Karotin: 863 Mikrogramm; Beta-Cryptoxanthin: 136 Mikrogramm; Lutein und Zeaxanthin: 178 Mikrogramm.

Heilbutt-Gemüse-Spießchen

Farbgruppen: rot/purpur; gelb/grün; rot; weiß/grün
Für 4 Portionen

Jeder Fisch, der sich problemlos in Würfel schneiden lässt, ist für diese leckeren Spießchen geeignet. Auch beim Gemüse haben Sie die freie Wahl, es muss sich nur in aufspießbare Stücke schneiden lassen. Sie können die Spieße unter dem Grill Ihres Backofens oder auf dem Holzkohlengrill garen. Verteilen Sie die Zutaten am besten auf acht Spieße aus Metall oder auf Holzspieße, die Sie zuvor in Wasser eingeweicht haben (sie verbrennen dann nicht so schnell). Je nach Beschaffenheit der Grillpfanne muss man diese vor dem Grillen leicht mit Olivenöl einfetten.

Für die Spieße:
– 900 g frisches Heilbuttfilet, in 2,5 cm große Würfel geschnitten
– Salz
– Pfeffer aus der Mühle
– $^1/_2$ rote Paprika, in 2,5 cm große Quadrate geschnitten *(rot/purpur)*
– $^1/_2$ gelbe Paprika, in 2,5 cm große Quadrate geschnitten *(gelb(grün)*
– 1 Zwiebel, in Stücke geschnitten *(weiß/grün)*
– 16 Kirschtomaten *(rot)*
– 16 mittelgroße Champignons, geputzt und Stiele entfernt *(weiß/grün)*

Für die Barbecuesauce:
- 8 Esslöffel salzarme Sojasauce
- 2 Esslöffel und 2 Teelöffel Reisessig
- 4 Zehen Knoblauch *(weiß/grün)*
- 1 daumengroßes Stück frischer Ingwer
- 2 Esslöffel und 2 Teelöffel brauner Zucker

Die Fischwürfel in eine Schüssel geben und mit Salz und Pfeffer würzen und alles gut vermischen. Alle Zutaten für die Spieße gleichmäßig auf die acht Spieße verteilen. Bis zum Grillen locker abgedeckt in den Kühlschrank stellen. Alle Zutaten für die Barbecuesauce in den Mixer geben und gründlich mixen.

Den Elektro- oder Holzkohlengrill auf mittlere Hitze vorheizen. Die Grillpfanne erst einmal leer heiß werden lassen, weil dann die Spieße schneller und schonender garen. Eventuell die Pfanne ganz leicht mit Öl bestreichen, damit nichts anhängt. Die Spieße auf die heiße Grillpfanne legen und mit Barbecuesauce bestreichen.

Die Spieße 3 bis 4 Minuten grillen, bis der Fisch und das Gemüse auf der Unterseite leicht gebräunt sind. Die Spieße wenden und mit der Sauce bestreichen und 2 bis 3 Minuten grillen. Zum Servieren die Spieße noch einmal mit der Barbecuesauce beträufeln.

Nährstoffgehalt pro Portion: Kalorien: 335; Eiweiß: 52 Gramm; Fett: 6 Gramm; Kohlenhydrate: 19 Gramm; Ballaststoffe: 3 Gramm; Alpha-Karotin: 75 Mikrogramm; Beta-Karotin: 490 Mikrogramm; Beta-Cryptoxanthin: 204 Mikrogramm; Lutein und Zeaxanthin: 80 Mikrogramm; Lycopin: 1861 Mikrogramm.

Frühstücksburritos

Farbgruppen: gelb/grün; weiß/grün; rot
4 Vollkorn-Tortillas für 2 Portionen

Die Tortillas, die Sie in Fastfood-Restaurants unter der Bezeichnung Burrito bekommen, sind wahre Fett- und Kalorienbomben. Dass auch fett- und kalorienarme Burritos möglich sind und ausgezeichnet schmecken, erleben Sie mit dieser Version. Hier ersetzen die wertvollen Proteinlieferanten Hühnereiweiß und Sojawürste die üblichen fetten Dickmacher wie Fleisch, Käse und saure Sahne.

– 4 Vollkorn-Tortillas

Für die Füllung:
– 2 Sojawürstchen, der Länge nach halbiert
– 6 Eiweiße, kurz mit dem Schneebesen verquirlt
– 1 Schalotte, in feine Ringe geschnitten *(weiß/grün)*
– ¼ Avocado, geschält und der Länge nach in vier Scheiben geschnitten *(gelb/grün)*
– 4–8 Teelöffel Tomaten-Salsa aus dem Glas, Menge nach Belieben *(rot)*

Den Backofen auf 220 °C vorheizen.

Die Tortillas in Alufolie wickeln, in den Ofen legen und dort belassen, bis die Füllung, die man sehr zügig zubereiten sollte, fertig ist.

Für die Füllung die Wurst bei mittlerer Hitze in eine Antihaftpfanne geben und immer wieder wenden, bis sie heiß, aber noch nicht braun ist. Herausnehmen, in Alufolie einschlagen und in den Backofen legen.

Die Pfanne mit Küchenpapier auswischen. Das Eiweiß hineingeben und unter ständigem Rühren stocken lassen, bis es weiß und fest ist.

Die Tortillas und die Wurst aus dem Ofen nehmen. Die Wurst, das Ei, die Avocado und die Zwiebeln gleichmäßig auf die vier Tortillas verteilen. Salsa darüber geben und die Tortillas zusammenrollen. Sofort servieren.

Nährstoffgehalt pro Portion: Kalorien: 310; Eiweiß: 33 Gramm;
Fett: 5 Gramm; Kohlenhydrate: 36 Gramm; Ballaststoffe: 9 Gramm;
Alpha-Karotin: 15 Mikrogramm; Beta-Karotin: 170 Mikrogramm;
Beta-Cryptoxanthin: 18 Mikrogramm.

Huhn mit Naturreis

Farbgruppen: grün; orange; weiß/grün
Für 4 Portionen

Huhn mit Reis zählt landläufig zu den gesunden Gerichten. Man kann das Gericht aber noch sehr viel gesünder zubereiten, indem man – wie hier – den sonst üblichen weißen Reis durch Naturreis (auch brauner Reis genannt) ersetzt und verschiedene Gemüse hinzufügt. Und es wird nicht irgendein Teil vom Huhn verwendet, sondern nur die magere Hühnerbrust. (Zur Erinnerung: Eine Hühnerbrust besteht aus zwei Hälften; pro Person rechnet man eine Hälfte.)

- 250 g Naturreis
- 4 Hühnerbrusthälften, entbeint und ohne Haut
- Salz
- Pfeffer aus der Mühle
- 360 g Brokkoli, in Röschen zerlegt
- 1 Teelöffel Olivenöl
- 200 g Paksoi oder Mangold *(grün)*
- 2 mittelgroße Möhren, in feine Stifte geschnitten *(orange)*
- $^1/_2$ mittelgroße Zwiebel, in feine Ringe geschnitten *(weiß/grün)*
- 2 Zehen Knoblauch, sehr fein zerkleinert *(weiß/grün)*
- 1 Schalotte, fein gewürfelt *(weiß/grün)*
- 2 Teelöffel geriebener frischer Ingwer
- Teriyakisauce

Den Reis gemäß Anleitung auf der Packung garen. Die Hühnerbrüste auf beiden Seiten mit Salz und Pfeffer würzen. Eine Pfanne mit Antihaftbeschichtung, für die ein Deckel zur Verfügung steht, bei mittlerer Hitze heiß werden lassen und die Hühnerbrüste mit der gewölbten Seite nach unten hineinlegen. 5 bis 7 Minuten braten, bis die Unterseite des Fleisches leicht gebräunt ist. Die Hitze verringern, das Hühnerfleisch wenden und den Deckel fest auf die Pfanne legen. Weitere 10 bis 12 Minuten garen, bis das Fleisch innen nicht mehr rosa ist. Die Hühnerbrüste aus der Pfanne nehmen, in Scheiben schneiden und warm halten.

Während das Hühnerfleisch gart, 1¹/₂ Liter Wasser in einem Topf zum Kochen bringen und den Brokkoli für 1 Minute hineinlegen. Abgießen, aber nicht mit kaltem Wasser abschrecken.

Das Öl in einem großen Topf erhitzen und den Brokkoli und das restliche Gemüse sowie die Gewürze (bis auf die Teriyakisauce) nacheinander hinzufügen. Das Ganze unter ständigem Rühren 3 bis 5 Minuten garen, bis das Gemüse weich, aber noch bissfest ist. Mit Salz und Pfeffer abschmecken.

Den Reis auf vier tiefe Teller verteilen und das Gemüse sowie das Hühnerfleisch darauf anrichten. Sofort servieren und die Teriyakisauce separat dazu reichen.

Nährstoffgehalt pro Portion: Kalorien: 332; Eiweiß: 34 Gramm; Fett: 5 Gramm; Kohlenhydrate: 12 Gramm; Ballaststoffe: 1 Gramm; Alpha-Karotin: 1235 Mikrogramm; Beta-Karotin: 2414 Mikrogramm; Lutein und Zeaxanthin: 1174 Mikrogramm.

Pikanter Meeresfrüchte-Eintopf

Farbgruppen: weiß/grün; rot/purpur; gelb/grün; rot
Für 4 Portionen

Dieses Rezept können Sie nach Belieben variieren und Ihre Lieblingsgemüse oder andere Meeresfrüchte verwenden. Beim Gemüse sollten Sie nur darauf achten, dass die vorgegebenen Farbgruppen vertreten sind. Gut geeignet sind auch die Fischarten mit festem Fleisch, das man problemlos würfeln kann und das beim Garen nicht so schnell zerfällt.

- 1 Esslöffel Öl
- 1 große Gemüsezwiebel, in feine Ringe geschnitten *(weiß/grün)*
- 1 kleine rote Paprika, gewürfelt *(rot/purpur)*
- 1 kleine gelbe Paprika, gewürfelt *(gelb/grün)*
- 70 g Pilze, in Scheiben geschnitten *(weiß/grün)*
- 2 Zehen Knoblauch, fein zerkleinert *(weiß/grün)*
- $1/4$ l salzarme Hühnerbrühe
- 2 Dosen (à 425 Gramm) italienische Tomaten *(rot)*
- $1/2$ Teelöffel Kreuzkümmel
- $1/4$ Teelöffel Cayennepfeffer
- $1/4$ Teelöffel Salz
- $1/4$ Teelöffel Pfeffer aus der Mühle
- 1 Lorbeerblatt
- 230 g Krabben, geputzt
- 170 g Jakobs- oder Kammmuscheln
- 2 Stängel Petersilie, fein zerkleinert

Das Öl in einem großen Topf erhitzen. Zwiebeln, beide Paprikasorten, Pilze und Knoblauch hinzufügen und unter ständigem Rühren 8 bis 10 Minuten garen. Die Brühe, die Tomaten samt dem Saft aus der Dose und alle Gewürze unterrühren. Das Ganze im offenen Topf bei mittlerer bis kleiner Hitze 30 Minuten köcheln lassen und dabei gelegentlich umrühren. Die Krabben und die Muscheln zugeben und 10 bis 15 Minuten garen, bis die Muscheln gar sind. Das Lorbeerblatt herausnehmen. Zum Servieren die Petersilie über den Eintopf streuen.

Nährstoffgehalt pro Portion: Kalorien: 215; Eiweiß: 23 Gramm; Fett: 5 Gramm; Kohlenhydrate: 21 Gramm; Ballaststoffe: 1 Gramm; Alpha-Karotin: 10 Mikrogramm; Beta-Karotin: 703 Mikrogramm; Beta-Cryptoxanthin: 276 Mikrogramm; Lutein und Zeaxanthin: 82 Mikrogramm; Lycopin: 19950 Mikrogramm.

Gemüse-Kräuter-Omelett

Farbgruppen: gelb/grün; weiß/grün; rot
Für 1 Portion

Bei diesem Rezept gibt es etwas Besonderes zu beachten: Das Omelett wird nur mit dem Eiweiß, also ohne Eigelb zubereitet. Wer das noch nie gemacht hat, wird vielleicht ein bisschen zögern, aber probieren Sie es einfach einmal aus. Dieses Eiweißomelett schmeckt wirklich ausgezeichnet. Für die Zubereitung verwenden am besten eine Pfanne mit Antihaftbeschichtung.

– 200 g Spinat, geputzt, gewaschen, getrocknet, große Blätter zerpflückt *(gelb/grün)*
– 1 Schalotte oder $^1/_2$ kleine Zwiebel, sehr fein gewürfelt *(weiß/grün)*
– 2 Champignons, geputzt und in Scheiben geschnitten *(weiß/grün)*
– $^1/_2$ kleine Tomate, gewürfelt *(rot)*
– 1 Teelöffel Öl
– 4 Eiweiße, verquirlt
– 1 Teelöffel zerkleinerte frische Kräuter oder $^1/_4$ Teelöffel getrocknete Kräuter (Arten nach Belieben)

Die Pfanne bei mittlerer Hitze heiß werden lassen. Spinat, Zwiebeln, Pilze und Tomaten hinzufügen und unter Rühren etwa 2 Minuten garen. Das Gemüse herausnehmen, auf einen Teller geben und beiseite stellen.

Die Pfanne mit Küchenpapier auswischen, das Öl hineingeben und erhitzen. Die Eiweiße zugeben und braten, bis die Masse fest ist. Dabei die Pfanne schwenken und den Rand des Omeletts hochheben, sodass nichts von dem Eiweiß flüssig bleibt. Die Eimasse wenden und kurz weiterbraten.

Das Gemüse und die Kräuter auf dem Omelett verteilen. Das Omelett zusammenklappen und sofort servieren.

Nährstoffgehalt pro Portion: Kalorien: 135; Eiweiß: 17 Gramm; Fett: 5 Gramm; Kohlenhydrate: 7 Gramm; Ballaststoffe: 2 Gramm; Alpha-Karotin: 26 Mikrogramm; Beta-Karotin: 3224 Mikrogramm; Beta-Cryptoxanthin: 123 Mikrogramm; Lutein und Zeaxanthin: 6715 Mikrogramm; Lycopin: 696 Mikrogramm.

Pittabrot mit Thunfisch und Sprossen

Farbgruppen: orange/gelb; weiß/grün; orange; rot, gelb/grün
Für 4 Portionen

Der gesundheitsfördernde Nutzen von Thunfisch wird häufig in Salaten von einem schweren, fetten Mayonnaise-Dressing förmlich erstickt. Bei diesem Rezept sorgen das Tofu-Dressing und das Gemüse für einen gesunden, runden und leichten Geschmack. Und mit dem Vollkorn-Pittabrot haben Sie für den Salat einen idealen, ballaststoffreichen »Behälter«. Statt der Sprossen können Sie auch klein geschnittene grüne Salatblätter nehmen.

Für das Dressing:
– 60 g fester Tofu
– 2 Esslöffel frischer Zitronensaft *(orange/gelb)*
– $1/4$ Teelöffel Senf
– $1/2$ Teelöffel Salz
– $1/8$ Teelöffel weißer Pfeffer
– $1^1/4$ Teelöffel Zucker

Für die Füllung:
– 1 Dose Thunfisch (in Wasser konserviert), abgetropft und in mundgerechte Stücke zerteilt
– 2 Stängel Stangensellerie, in feine Scheiben geschnitten *(weiß/grün)*
– $1/2$ kleine Zwiebel, fein gewürfelt *(weiß/grün)*
– 1 mittelgroße Möhre, grob geraspelt *(orange)*
– 1 Tomate, halbiert und in Scheiben geschnitten *(rot)*

- 2 Esslöffel süßsaures Relish aus dem Glas
- 200 g Alfalfasprossen oder andere Sprossen, gewaschen und gut getrocknet *(gelb/grün)*
- 4 kleine Vollkorn-Pittabrote

Für das Dressing alle Zutaten in eine Schlüssel geben und mit der Gabel sehr gründlich mischen, bis es sämig ist (oder im Mixer mischen).

Thunfisch, Sellerie, Zwiebel, Tomate und Relish in eine Schüssel geben und das Dressing untermischen. Dann die Sprossen vorsichtig unterheben. In das Pittabrot eine Tasche schneiden und mit der Thunfisch-Gemüse-Mischung füllen. Sofort servieren.

Nährstoffgehalt pro Portion: Kalorien: 360; Eiweiß: 37 Gramm; Fett: 5 Gramm; Kohlenhydrate: 47 Gramm; Ballaststoffe: 7 Gramm; Alpha-Karotin: 643 Mikrogramm; Beta-Karotin: 1507 Mikrogramm; Lutein und Zeaxanthin: 834 Mikrogramm.

Süßsaure Kohlrouladen

Farbgruppen: grün; weiß/grün; rot; orange/gelb

8 Portionen

Wie bei der Sojafleischsauce für Pasta (Seite 103) nimmt auch bei diesem Rezept das Sojafleisch den Geschmack der Zutaten, in denen es gegart wird, an. Das Gericht wird Ihnen schmecken! Für dieses Rezept brauchen Sie zwar viele Zutaten, aber die Zubereitung geht trotzdem schnell. Und das Gericht lässt sich gut einfrieren und aufwärmen, sodass sie es getrost auf Vorrat kochen können.

- 1 kleiner Kopf Weißkohl oder Wirsing *(grün)*
- 350 g Sojafleisch (TVP)
- 220 g gekochter Naturreis (brauner Reis)
- 1 mittelgroße Zwiebel, fein gewürfelt *(weiß/grün)*
- 1^1/$_4$ Teelöffel Salz
- 1 Teelöffel Kümmel (nach Belieben)
- ^{1}/$_2$ Teelöffel getrockneter Thymian
- Pfeffer aus der Mühle (nach Belieben)
- 2 Teelöffel Olivenöl
- 2 Esslöffel Tomatenmark *(rot)*
- 100 g Rosinen
- 3–4 Esslöffel brauner Zucker (nach Belieben)
- 1 Esslöffel frischer Zitronensaft *(orange/gelb)*
- 1 Teelöffel Reisessig
- 1 Teelöffel frisch geriebener Ingwer

Den Backofen auf 220 °C vorheizen.

Den Strunk des Kohlkopfes kegelförmig herausschneiden und vorsichtig acht Blätter ablösen und waschen. In einem großen Topf Wasser zum Kochen bringen und die Blätter etwa 5 Minuten garen, bis sie weich, aber noch knackig sind. Sie dürfen nicht so weich sein, dass sie beim Herausnehmen mit der Gabel oder der Küchenzange zerreißen. Die Blätter unter fließendem kalten Wasser abschrecken und in ein Sieb legen. Das Sieb beiseite stellen.

Tipp: Falls die Blätter sich nicht problemlos im Ganzen ablösen lassen, den Kohlkopf waschen und 10 Minuten in sprudelndem Wasser garen. Die Blätter ablösen und mit dem restlichen Kohl wie im Folgenden beschrieben verfahren, wobei die Garzeit sich etwas verringern kann.

Den restlichen Kohlkopf in feine Streifen schneiden; für die Füllung braucht man 6 bis 7 Hand voll davon (Reste im Kühlschrank für eine andere Verwendung aufbewahren). Die Kohlstreifen waschen und in einem Sieb abtropfen lassen. Das Sieb beiseite stellen.

Sojafleisch, Reis, Zwiebeln, einen halben Teelöffel Salz, Kümmel, Thymian und Pfeffer in eine große Schüssel geben und gründlich mischen. Die Schüssel beiseite stellen.

Das Öl in einem großen Topf erhitzen. Die Kohlstreifen hinzufügen und unter gelegentlichem Rühren etwa 10 Minuten garen, bis der Kohl weich ist. Das restliche Salz, Tomatenmark, Rosinen, Zucker, Zitronensaft, Reisessig und Ingwer gründlich unterrühren. Bei kleiner Hitze und zugedecktem Topf das Ganze etwa 15 Minuten garen lassen. Gelegentlich umrühren, damit der Kohl nicht anbrennt.

Inzwischen die Sojafleisch-Mischung auf den ganzen Kohlblättern verteilen. Die Füllung in die Mitte setzen, die Blätter rechts und links über die Füllung schlagen und dann rollen.

In eine Auflaufform, die so groß ist, dass alle Kohlrouladen nebeneinander liegen können, die Hälfte der Kohlstreifen-Mischung füllen. Die Kohlrouladen darauf legen und mit der restlichen Kohlstreifen-Mischung abdecken. Die Form mit Alufolie bedecken und in den vorgeheizten Ofen stellen. Das Gericht 1 Stunde backen und heiß servieren.

Nährstoffgehalt pro Portion: Kalorien: 186; Eiweiß: 11 Gramm; Fett: 2 Gramm; Kohlenhydrate: 34 Gramm; Ballaststoffe: 7 Gramm; Beta-Karotin: 467 Mikrogramm; Lutein und Zeaxanthin: 279 Mikrogramm; Lycopin: 16545 Mikrogramm.

Marinierter Gurkensalat
Farbgruppe: weiß/grün
Für 4 Portionen

Gurkensalat ist immer eine erfrischende Beilage. Besonders gut schmeckt der Salat, wenn man die Gurken mariniert, das heißt, vor dem Servieren etwa eine halbe Stunde im Dressing stehen lässt. Die Gurkenscheiben sind dann weicher und haben den Geschmack des Dressings intensiver angenommen. Für dieses von der asiatischen Küche inspirierte Rezept lohnt es sich geschmacklich besonders, die Gurken zu marinieren.

– 2 Salatgurken, gründlich gewaschen, die Enden abgeschnitten *(weiß/grün)*
– 60 ml Reisessig
– 1 Esslöffel salzarme Sojasauce
– 1 Teelöffel Zucker
– 1 Prise getrocknete Peperoni
– $1/4$ Teelöffel Salz
– $1/2$ Teelöffel frisch geriebener Ingwer
– $1/4$ Teelöffel Sesamöl
– 1 kleiner Zweig frischer Dill oder $1/2$ Teelöffel getrockneter Dill
– 2 Stängel Petersilie, fein zerkleinert

Die Gurken in sehr feine Scheiben schneiden und in eine Schüssel geben. Alle übrigen Zutaten in einer kleinen Schüssel gründlich mischen und eventuell mit den genannten Gewürzen nochmal abschmecken. Das Dressing über die Gurken gießen und untermischen. Vor dem Servieren den Salat 30 Minuten in den Kühlschrank stellen.

Nährstoffgehalt pro Portion: Kalorien: 10; Eiweiß: 0 Gramm; Fett: 0 Gramm; Kohlenhydrate: 2 Gramm; Ballaststoffe: 1 Gramm; Alpha-Karotin: 4 Mikrogramm; Beta-Karotin: 8 Mikrogramm.

Chefsalat mit Balsamico-Dressing

Farbgruppen: weiß/grün; gelb/grün; rot
Für 2 Portionen

Die vielen Varianten des bekannten Chefsalats haben eines gemeinsam: ihre Nährstoffarmut. Meist dominieren der Eisbergsalat und fettreiche Dressings. Diese Variante verzichtet auf alles Schwere, und Sie können einen Salat verspeisen, der satt macht und Ihrer Gesundheit wirklich gut tut – und der nährstoffreich ist.

Für das Dressing:
- 2 Teelöffel Olivenöl
- 1 Teelöffel Balsamico-Essig
- 1 Zehe Knoblauch, fein zerkleinert *(weiß/grün)*
- $^1/_2$ Teelöffel Dijon-Senf
- $^1/_4$ Teelöffel Salz
- Pfeffer aus der Mühle (nach Belieben)

Für den Salat:
- 1 mittelgroßer Romanasalat, gewaschen, in mundgerechte Stücke zerpflückt und gut getrocknet *(gelb/grün)*
- 200 g junger Blattspinat, gewaschen, größere Blätter in mundgerechte Stücke zerpflückt und gut getrocknet *(gelb/grün)*
- 1 Schalotte, fein gewürfelt *(weiß/grün)*
- 2 Tomaten, in Scheiben geschnitten *(rot)*
- 8 hart gekochte Eier, die Eigelbe entfernt und nur die Eiweiße grob gewürfelt

– 12 Scheiben vegetarischer Brotbelag (zum Beispiel Sojaschinken) oder 200 g Räuchertofu, gewürfelt
– 4–5 Stängel Petersilie, fein zerkleinert

Alle Zutaten für das Dressing in eine kleine Schüssel oder in
ein Schraubglas geben und gründlich mischen.

Das Dressing, den Romanasalat, den Spinat, die Schalotten und die Tomaten in eine Schüssel füllen und mischen.
Den Salat auf zwei Tellern anrichten und obenauf das Eiweiß
und den Aufschnitt legen. Mit Petersilie bestreuen und sofort servieren.

Nährstoffgehalt pro Portion: Kalorien: 305; Eiweiß: 46 Gramm;
Fett: 4 Gramm; Kohlenhydrate: 9 Gramm; Ballaststoffe: 6 Gramm;
Alpha-Karotin: 139 Mikrogramm; Beta-Karotin: 3997 Mikrogramm;
Lutein und Zeaxanthin: 3163 Mikrogramm; Lycopin: 3721 Mikro-
gramm.

Einkaufsliste für eine Gesundheitsfarben-Woche

In unserer hektischen Zeit fällt es vielen Menschen schwer, ihre Mahlzeiten regelmäßig einzunehmen, vom Zubereiten durchdachter, gesundheitsfördernder Mahlzeiten ganz zu schweigen. Gegessen wird irgendwann am Tag – irgendetwas. Und ähnlich verhält es sich mit dem Einkaufen, weil allzu häufig ein knurrender Magen oder der Heißhunger den Blick für sinnvolle Kost verstellen.

Mit Hilfe der nachfolgenden Einkaufsliste bekommen Sie Ihre Ernährung sicherlich besser in den Griff. Sie enthält die Zutaten, die Sie für die vorhergehenden Gesundheitsfarben-Rezepte brauchen. Aber selbst wenn Sie nicht dazu kommen, sich genau nach dem Gesundheitsfarben-Plan zu ernähren, sondern mit diesen Lebensmitteln (und Ihrem Wissen über die sekundären Pflanzenstoffe) »irgendetwas zaubern«, machen Sie mit diesen Nahrungsmitteln wenig falsch. Auf den Punkt gebracht, bedeutet das: Durch eine richtige Vorratshaltung lassen sich Ernährungsfehler vermeiden.

Sie müssen nicht jeden Tag einkaufen. Zwar brauchen Sie neben den lang haltbaren Lebensmitteln auch viele frische Produkte, die natürlich so frisch wie möglich sein sollten. Mit etwas Planung und der richtigen Lagerung der Nahrungsmittel an einem luftigen Platz, im Kühlschrank oder Tiefkühlgerät lässt sich jedoch die Anzahl der Einkäufe deutlich beschränken. Viele der frischen Lebensmittel halten ein paar Tage, wobei man selbstverständlich besonders empfindliche Produkte – wie zum Beispiel frischen Fisch – innerhalb von 24 Stunden verwenden muss.

Tiefkühlkost: Obst und Gemüse frisch vom Markt sind natürlich ideal, aber Sie können auch ohne weiteres Tiefkühlware verwenden. Was die Saison an frischem Obst und Gemüse bietet, sollten Sie nach Möglichkeit frisch kaufen, aber bevor Sie ganz auf eine wertvolle Farbgruppe verzichten, greifen Sie besser zu Tiefgefrorenem.

Einkaufsliste für die Gesundheitsfarben-Woche

Die jeweilige Menge der Lebensmittel richtet sich nach Ihrem persönlichen Bedarf. Schreiben Sie einen Einkaufszettel. Oder machen Sie es sich bequem, indem Sie diese Liste kopieren und die Mengen einfach eintragen.

Fisch und Geflügel

- Heilbutt
- Hühnerbrust
- Jakobs- oder Kammmuscheln
- Kabeljau oder ein anderer Weißfisch
- Putenbrust (Aufschnitt für Sandwiches)
- Shrimps oder Krabben, frisch oder gefroren
- Thunfisch in Wasser

Sojaprodukte

- Seidentofu
- Soja-Cerealien
- Sojafleisch (TVP/texturiertes vegetabiles [pflanzliches] Protein)
- Sojamilch
- Sojaprotein-Pulver (Sojaisolat bzw. -konzentrat)

– Sojaschinken oder ein anderer vegetarischer Brotbelag
– Sojawurst
– Tofu-Burger
– Weißer (fester) Tofu

Obst
– Ananas und/oder Ananassaft
– Bananen
– Beerenfrüchte, gemischt (am besten tiefgefroren)
– Birnen
– Brombeeren (je nach Jahreszeit frisch oder tiefgefroren)
– Erdbeeren (je nach Jahreszeit frisch oder tiefgefroren)
– Heidelbeeren (je nach Jahreszeit frisch oder tiefgefroren)
– Himbeeren (je nach Jahreszeit frisch oder tiefgefroren)
– Honigmelone
– Kiwi
– Limetten
– Mandarinen (in Dosen)
– Mangos
– Nektarinen
– Orangen und/oder Orangensaft
– Papayas
– Pfirsiche
– Wassermelone
– Weintrauben
– Zitronen

Gemüse
- Alfalfasprossen
- Avocados
- Blattsalat, verschiedene Sorten (fertige Mischungen aus dem Tiefkühlregal sind für kleine Haushalte ideal)
- Blattspinat
- Blumenkohl
- Brokkoli
- Tomaten (frisch und in jeder Form – ganz, gewürfelt usw. – in der Dose)
- Gemüsezwiebeln
- Grüne Bohnen
- Kartoffeln
- Kirschtomaten
- Küchenzwiebeln
- Maiskolben
- Möhren
- Paksoi
- Paprikaschoten, grün, rot, orange, gelb
- Pilze, frische, Sorten nach Belieben und Jahreszeit
- Romanasalat
- Rote Zwiebeln
- Salatgurken
- Schalotten
- Stangensellerie (auch Stauden- oder Bleichsellerie genannt)
- V8-Saft (Saft aus gemischtem Gemüse)
- Weißkohl

Milchprodukte und Eier

Alle Milchprodukte mit dem niedrigsten Fettgehalt!

– Frisch- oder Hüttenkäse
– Milch
– Mozzarella
– Parmesankäse
– Eier

Getreideprodukte, Reis und Teigwaren

– Naturreis (brauner Reis)
– Weizenschrot
– Haferflocken
– Couscous
– Vollkornnudeln bzw. -pasta (ohne Ei!)

Backwaren

Nur Vollkornprodukte verwenden!

– Brot
– Brötchen
– Kräcker
– Muffins
– Pittabrot
– Tortillas

Kräuter und Gewürze

Verwenden Sie nach Möglichkeit frische oder tiefgefrorene Kräuter. Decken Sie sich aber auf jeden Fall mit unterschiedlichen getrockneten Kräutern und Gewürzen ein. So wird jedes Gericht zur Gourmet-Mahlzeit.

- Basilikum (möglichst frisch, Basilikum-Töpfchen regelmäßig gießen und an einen sonnigen Platz stellen)
- Cayennepfeffer
- Dill
- Ingwer (frische Knolle, Vorsicht mit Ingwerpulver, es schmeckt schnell penetrant bitter)
- Knoblauch (Knollen nicht im Kühlschrank aufbewahren, sondern an einem luftigen Platz!)
- Kreuzkümmel
- Kümmel
- Lorbeerblätter
- Minze
- Muskat
- Nelken
- Oregano
- Peperoni (getrocknete, pulverisierte Chilischoten)
- Petersilie
- Pfeffer, weiß (möglichst aus der Mühle)
- Piment (auch Nelkenpfeffer genannt)
- Rosmarin
- Schnittlauch
- Thymian
- Zimt

Andere Würzmittel
- Aprikosenmarmelade
- Balsamico-Essig (möglichst den echten Aceto Balsamico)
- Barbecuesauce (Flasche oder Glas)
- Chilischoten, grün eingelegt (eine milde Sorte wählen)

– Dijon-Senf
– Dill-Pickles
– Estragonessig
– Honig
– Hühnerbrühe, salzarm (selbst gemacht oder gekauft)
– Ketchup
– Maisstärke
– Oliven, schwarz
– Olivenöl (möglichst Natives Olivenöl extra)
– Paniermehl (Semmelbrösel)
– Pinienkerne
– Pizzasauce (im Glas)
– Reisessig
– Relish, süßsauer
– Rosinen
– Rotwein
– Rotweinessig
– Sahne, saure und süße (fettarm)
– Salsa
– Senf, nach Belieben mild bis mittelscharf
– Sesamöl
– Sesamsamen
– Sojasauce (salzarm)
– Tabasco
– Teriyakisauce
– Tomatenmark und -püree (in der Dose oder im Tetrapack)
– Tomatensuppe (Instant)
– Walnüsse
– Worcestersauce

4 Mit dem Gesundheitsfarben-System auswärts essen

Der schönste Vorrat und die besten Rezepte nützen wenig, wenn man auswärts essen will oder muss. Und Gelegenheiten dafür gibt es viele, angefangen vom Essengehen mit dem Partner, der Partnerin oder Freunden über Geschäftsessen bis hin zum Essen am Urlaubsort. Keine Sorge, ich lasse Sie hierbei nicht alleine. Alle folgenden Tipps und Ratschläge eignen sich auch für Berufstätige, die tagsüber in Kantinen oder im Restaurant um die Ecke ihren Hunger stillen müssen.

So umgehen Sie die Essfallen

Wie kann man in einem Restaurant den Farbcode anwenden, ohne einen kleinen Aufstand in der Küche zu verursachen? Eigentlich ist das gar nicht so schwierig, denn in einigermaßen guten Restaurants gibt es meist vegetarische Gerichte auf der Karte. Es liegt in Ihrer Hand, ob Sie ein Steak mit gerösteten Zwiebeln, Pommes und einem im Fertigdressing schwimmenden Salat bestellen oder eine Gemüseplatte oder Vollkornpasta mit Tomatensauce. Auch kunterbunte Salate, zu denen Essig und Öl separat gereicht werden, stehen auf der Speisekarte vieler Restaurants. Und muss es zum Nachtisch Eiscreme oder Mousse au Chocolat geben? Gibt es da nichts mit frischen Früchten auf der Karte?

Sie merken, worauf ich hinaus will? Richtig, es geht um die Farben. Sie sind der Leitfaden, der Ihnen das Gesundheitsfarben-System praktisch in jeder »Essenslage« ermöglicht. Je mehr Farben Ihnen von Ihrem Teller entgegenleuchten, umso größer ist die Gewissheit, dass Sie dem nutzbringenden Gesundheitsfarben-System folgen.

Doch wie so oft steckt der Teufel im Detail und auch in Ihrem Willen, nicht alles zu schlucken, was die Speisekarte vorschreibt. Manche Restaurants sind so durchrationalisiert, dass die Bedienung Ihnen die Gerichte nur so bringt, wie sie auf der Karte stehen. Änderungen werden häufig nur mürrisch entgegengenommen, und meist kostet es Sie einen Aufschlag. Nicht immer hat man die Wahl und kann nur in Restaurants gehen, in denen man sich sein Essen nach den persönlichen Gesundheitsaspekten zusammenstellen kann. Aber ein »Gibt's-nur-wie's-auf-der-Karte-steht-Lokal« sollten Sie vielleicht nicht zu Ihrem Lieblingsrestaurant erheben.

Tipps, wie Sie den Farbcode in Restaurants einhalten können

Ich bin sicher, Sie gewöhnen sich schnell daran, in Restaurants nicht nur die Gerichte mit Bedacht zu bestellen, sondern auch die verschiedenen Essfallen zu umgehen.

Brot und Chips

In vielen Restaurant stellt man Brot, Tortillas, Chips oder Erdnüsse und Ähnliches auf den Tisch, um die Zeit, bis das Essen kommt, zu überbrücken. Selbst wenn Ihr Magen knurrt und es eine ganze Weile dauert, bis die Vorspeise endlich vor Ihnen steht, gebe ich Ihnen den Rat: Ignorieren Sie diese Sachen einfach, oder lassen Sie diese »Verführer« gleich wieder abräumen. Sie glauben gar nicht, wie schnell Sie sich damit 500 Kalorien in den Magen schaufeln, noch bevor Sie den ersten Bissen Ihrer Mahlzeit geschluckt haben. In einem sehr guten und leider meist teuren Restaurant ist es kein Problem, statt dieser leeren Kalorien Möhren und Stangensellerie (»knabbergerecht« geschnitten) zu bekommen. Zur Not hilft ein Glas Wasser, um den Hunger zu vertrösten.

Salat ist nicht gleich Salat

Ohne diesen blassgrünen Eisbergsalat scheint man in keinem Restaurant mehr auszukommen. Was man ja verstehen kann, weil er pflegeleicht ist und seine festen Blätter nicht so schnell zusammenfallen wie die von weichblättrigen Salaten, zum Beispiel die von rotem Kopfsalat, Lollo Rosso, Batavia- oder Eichblattsalat, die neben einem satten Grün auch noch ein schönes Purpur bieten – und damit die gewünschten gesundheitsfördernden Pflanzenfarbstoffe. Bestellen Sie also auf jeden Fall einen Salat mit dunkelgrünen Blättern. Wenn es noch verschiedene Sorten gibt, umso besser. Und – natürlich – sollten noch andere farbige Zutaten dabei sein, also zum Beispiel Paprika in Rot, Grün oder Gelb, Möhren und/oder andere roh verzehrbare Gemüse.

Dressings

Der farbenprächtigste Salat kann durch ein fettreiches Dressing ruiniert werden, jedenfalls wenn man den Nutzen des Gesundheitsfarben-Systems voll ausschöpfen will. Bestehen Sie darauf, dass Ihr Salat ohne Dressing serviert wird. Bitten

Sie um Wein- oder Reisessig und Olivenöl, damit Sie den Salat selber anmachen können. In italienischen Restaurants ist dieses Verfahren in der Regel überhaupt kein Problem, in anderen muss man manchmal schon mit Nachdruck seine Wünsche äußern.

Vorspeisen

Bestellen Sie als Vorspeise ein kleines, proteinreiches Gericht, zum Beispiel Meeresfrüchte, Hühner- oder Putenbrust mit Zitrone auf etwas Salat angerichtet oder ein handtellergroßes Stückchen gegrillten Weißfisch. Verzichten Sie besser auf alle Vorspeisen, die in Öl eingelegt sind oder in Mayonnaise schwimmen.

Fettfallen

Ganz ohne Fett und gesunde Fettsäuren sollen und dürfen Sie nicht Ihre Ernährung gestalten. Doch wer viel auswärts isst, kann an einem einzigen Tag die »Fettration« für eine ganze Woche zu sich nehmen, ohne es richtig zu merken. Fettfallen sind – wie gesagt – die Salatdressings oder die Wartezeitvertreiber wie Chips oder Erdnüsse. Die größte Falle beim Restaurant- oder Kantinenessen ist jedoch die Zubereitungsmethode. Mag ein Schnitzel noch so mager sein, wenn es zur schnellen »frischen« Zubereitung in der Fritteuse versenkt wird, kommt es voller Fett in der Panade wieder heraus. Vollfettkäse verstecken sich in bunten Salaten oder in Füllungen von Fleisch oder Aufläufen. Saucen enthalten mehr Fette in Form von Sahne oder Öl, als man ihnen ansieht.

Wählen Sie Gerichte, deren Zutaten gegrillt, gedämpft sind. Falls die Speisekarte darüber keine Auskunft gibt, scheuen Sie sich nicht, die Bedienung zu fragen, wie das Gericht, das Sie sich ausgesucht haben, zubereitet wird.

Beilagen

Bitten Sie die Bedienung darum, statt der Pommes frites, der Bratkartoffeln oder des Reises eine größere Portion Salat und Gemüse zu servieren.

Nachtisch

Gehören Sie zu den Menschen, die sagen: »Ich bin satt, aber für einen süßen Nachtisch ist immer Platz«, wird es Ihnen vielleicht schwer fallen, meinen Rat zu befolgen. Denn der lautet: Wenn Nachtisch, dann wählen Sie frische Früchte oder einen Obstsalat, eine Birne Helene ohne Schokoladensauce oder heiße Kirschen ohne Vanilleeis. Zerlegen Sie ganze Früchte in Häppchen, und essen Sie grundsätzlich den Nachtisch sehr langsam, damit Ihre Geschmacksknospen auf der Zunge den Geschmack intensiv wahrnehmen. Kauen Sie, und lassen Sie das Süße auf der Zunge zergehen. So stillen Sie Ihr Bedürfnis nach Süßem, ohne fett- und kalorienreiche Desserts, die Ihnen nur unnötige Pölsterchen bescheren, zu verputzen.

Machen Sie einen Bogen um große Teller

Viele Restaurants locken Ihre Kunden mit großen Portionen zu geringem Preis. Manchmal wird die Menge von der Qualität subventioniert. Das heißt im Extremfall: Berge von

Pommes frites und ein bis zur letzten Faser breit geschlagenes Schnitzel, das über den Tellerrand ragt. Oder auf einem Riesenteller breitet sich eine dicke Sahnesauce aus, die man zu guter Letzt mit Brot auftunkt – das ist zwar nicht »fein«, aber bei leckeren Saucen werden viele Leute schwach.

Nehmen Sie von großen Portionen mit geringer Qualität von vornherein Abstand. Doch es gibt auch Riesenportionen, die aus bunt gemischtem Salat oder verschiedenen Gemüsen bestehen. Scheuen Sie sich nicht, so eine Portion mit Ihrer Begleitung zu teilen, und genieren Sie sich nicht, die Zutaten, die man am nächsten Tag noch gut verwerten kann, mit nach Hause zu nehmen. In den USA sind Reste-Mitnehm-Behälter – Doggie bags genannt – gang und gäbe. Aber auch im deutschsprachigen Raum ist man in vielen Restaurants bereit, die üppigen Reste von Ihrem Teller transportsicher zu verpacken. Und wenn Sie Hemmungen haben, nach einer Doggie-bag-Möglichkeit zu fragen, denken Sie daran, dass die restlichen Speisen im Abfall landen – und da gehören sie nun wirklich nicht hin.

Was auf der einen Seite zu viel ist, kann auf der anderen zu wenig sein. Kluge Köche kennen den »Trick« mit den Farben schon lange. Sie wenden ihn allerdings nicht immer unter gesundheitlichen Aspekten an, sondern aus optischen Gründen. Das Auge isst ja bekanntermaßen mit. Wenn Sie in einem edlen Restaurant speisen, bekommen Sie nicht selten auf einem Riesenteller ein Stückchen Fleisch, Geflügel oder Fisch serviert, umrandet mit zwei oder drei unterschiedlich gefärbten Saucen, in der Regel mit fettreicher Crème fraîche oder Sahne zubereitet. Das eine oder andere Brokkoliröschen, Möhrenscheibchen und ein Viertelchen einer Frühlingszwiebel dienen eher der Verzierung denn als Beilage. Genießen Sie solche Kunstwerke ruhig mal ab und zu, bestellen Sie sich aber noch eine Portion gemischtes Gemüse dazu, damit Sie die Nährstoffe, die Sie wirklich brauchen, in den Magen kriegen.

Hauen Sie rein ...

... aber essen Sie das Richtige. Gemeint ist damit zum Beispiel ein großer gemischter Salat mit einem Dressing aus Essig, Olivenöl und Zitronensaft, eine Gemüsesuppe oder ein Teller voll gedämpftem Gemüse. Damit können Sie sich »vollstopfen«, wenn Sie Ihren Frust »wegessen« wollen. Wer die ganze Woche über auswärts essen muss oder nur am Abend zum »richtigen« Essen kommt, läuft Gefahr, Emotionen – die guten wie die schlechten –, Arbeitsüberlastung, Alltagsstress oder Frustrationen mit einem »Ich-gönne-mir-ja-sonst-nichts-Essverhalten« zu kompensieren. Da isst man in der Kantine oder im Restaurant immer wieder Gerichte, die sich mit der Zeit garantiert als Fettpölsterchen im Bereich Ihrer persönlichen Problemzonen (Hüfte, Bauch usw.) niederschlagen. Oder Sie bereiten sich abends so üppige Mahlzeiten zu, als hätten Sie den ganzen Tag über auf dem Bau geschuftet. Sie sind aber kein Bauarbeiter! Also sollten Sie auch nicht wie einer essen.

Nehmen Sie die Gesundheitsfarben-Ernährung als Leitfaden, ganz gleich, wo, wann und in welcher seelischen Verfassung Sie essen. Mit einer Gesundheitsfarben-Mahlzeit können Sie dann auch mal über die Stränge schlagen, weil

Sie damit immer noch viel weniger Kalorien zu sich nehmen als mit einer »konventionellen« Mahlzeit.

Ganz nebenbei: Dass man Probleme nicht »wegessen« kann, bleibt eine unbestrittene Tatsache. Und lösen lassen sich auch nicht alle. Vielleicht ist es genau deshalb richtig und wichtig, sich mit dem Gesundheitsfarben-System zu beschäftigen, denn wenn Sie sich in Ihrem Körper rundum wohl fühlen, können Sie manches in Ihrem Leben besser anpacken oder bewältigen.

Die Gesundheitsfarben-Ernährung und die Länderküchen

Die Küchen mancher Länder haben den Farbcode gewissermaßen von Haus aus in ihren Speiseplan eingebaut, weil für viele der nationalen Gerichte reichlich Gemüse, Obst, Vollkornprodukte, Kräuter und Gewürze verwendet werden. Lassen Sie uns einen kleinen, internationalen Rundumblick machen, damit Sie Ihren Gesundheitsfarben-Speiseplan – sei es zu Hause oder unterwegs – um Rezepte aus aller Herren Länder bereichern können.

Genauer hinschauen sollten Sie aber auf alle Fälle. So wird zum Beispiel in Restaurants nicht immer nach den Gewohnheiten der jeweiligen echten Länderküche gekocht. Das heißt zum Beispiel, wo China-Restaurant draufsteht, ist nicht immer echtes chinesisches Essen drin. Und auch manche Kochbücher passen die Länderküchen-Rezepte dem Geschmack des Landes, in dem sie erscheinen, ziemlich stark an.

Die chinesische Küche

Die chinesische Küche zählt zu den gesündesten der Welt, in manchen China-Restaurants verwandeln sich allerdings die Gerichte in die fettreichsten der ganzen Nation. Was nicht für das Restaurant spricht.

Die chinesische Küche teilt man grob in vier regionale Küchen ein, die von Traditionen, Landschaft, Klima und Geschichte geprägt wurden. Im Westen Chinas, in der Provinz Sichuan (auch Szechuan geschrieben), würzt man viele Gerichte mit Chili, Chiliöl oder dem berühmten Sichuanpfeffer. Und während im Süden des Landes Reis das hauptsächliche Grundnahrungsmittel ist, sind es im Norden Weizenprodukte. Emigranten der südlichen Provinzen brachten die Reisgerichte, die mit viel Gemüse und sehr wenig Öl zubereitet werden, Ende des 19. Jahrhunderts in die USA. Inzwischen gibt es wohl kaum eine Stadt in Amerika oder Europa, in der man nicht ein China-Restaurant findet. Für Ihre Gesundheitsfarben-Ernährung können Sie sich vieles aus dem breiten Spektrum der chinesischen Küche herauspicken:

Zubereitungs- und Kochtechniken: Ideal ist das Pfannenrühren *(stir-frying)*, bei dem die klein geschnittenen Zutaten im heißen Wok oder in der heißen Pfanne mit sehr wenig Öl in Minutenschnelle unter ständigem Rühren gegart werden. Dabei bleiben die Nährstoffe optimal erhalten, das heißt, sie werden nicht »zerkocht«. Dies ist auch bei anderen typischen Garmethoden der chinesischen Küche der Fall, zum Beispiel beim Pochieren, Blanchieren und Dünsten.

Zutaten: Gemüse fehlt bei kaum einem chinesischen Gericht. Selten ist es nur eine Sorte, meist sind es mehrere – in verschiedenen Farben! –, denn die Grundregel »Das Auge isst mit« gilt in China schon seit vielen tausend Jahren. Nicht nur aus geschmacklichen, sondern auch aus optischen Gründen werden Gemüse in verschiedenen Farben verwendet – und damit befindet man sich im Einklang mit meinem Gesundheitsfarben-Ernährungssystem. Den für die südchinesische Küche typischen weißen Reis sollten Sie allerdings durch den braunen Reis (Naturreis), der wesentlich mehr Vitamine und Mineralstoffe enthält, ersetzen. Im Großen und Ganzen können Sie sich also aus der chinesischen Küche zahlreiche Anregungen holen, denn auch die Art zu würzen passt zum Gesundheitsfarben-System: wenig Salz, viele verschiedene (möglichst frische) Kräuter und Gewürze. Und in einem guten chinesischen Kochbuch finden Sie mit Sicherheit auch Rezepte für die schmackhafte Zubereitung und Verwendung von Tofu, diesem vielseitigen Proteinlieferanten.

Tipps fürs Auswärtsessen: Wählen Sie unter den Gerichten, die viele Gemüse enthalten. Nehmen Sie vom weißen Reis nur zwei, drei Löffel voll. Achten Sie darauf, dass Fisch und Geflügel tatsächlich gedämpft oder gegrillt sind. Essen Sie statt der durchs Frittieren ziemlich fetten Frühlingsrollen eine Portion Paksoi, denn dieses Kohlgemüse bietet genauso viele wertvolle Inhaltsstoffe wie Brokkoli. Auch die Suppen sind meist fettarm und enthalten viel Gemüse. Hüten Sie sich vor Gerichten, die mit Sauce übergossen sind, vor allem in den preiswerteren China-Restaurants stammt die braune Brühe mit einiger Sicherheit aus der Tüte. Lassen Sie sich das Gericht ohne Sauce servieren, und würzen Sie mit etwas Sojasauce, die in der Regel auf dem Tisch steht.

Alle Farbgruppen sind vertreten: Schaut man sich die Zutaten der chinesischen (und auch der japanischen) Rezepte an, wird man feststellen, dass alle Farbgruppen vertreten sind und sich ausgezeichnet kombinieren lassen. Hier nur einige Beispiele:

Weiß/grün: Stangensellerie, Frühlings- oder Lauchzwiebeln, Sojasprossen.

Rot/purpur: rote Paprika, Aubergine.

Rot: Tomaten, Chili.

Orange: Möhren, Winter- oder Wachskürbis, Süßkartoffeln.

Grün: grüne Paprika, Grüne Bohnen, Brokkoli, Spinat.

Gelb/grün: Chinakohl, Paksoi.

Die japanische Küche

Wie in der chinesischen Küche gehören Reis, Gemüse, Fisch und Meeresfrüchte zu den Hauptbestandteilen der japanischen Küche. Tofu und Miso-Suppe liefern Sojaproteine.

Ähnlich wie in der chinesischen Küche erfüllen viele japanischen Rezepte den Farbcode (siehe Auflistung oben), weil für sie häufig Gemüse aus allen Farbgruppen zum Einsatz kommen.

Tipps fürs Auswärtsessen: Klassische japanische Restaurants gibt es relativ wenige, dafür setzen sich die Sushi-Bars und

Sushi-Lieferdienste immer stärker durch. Doch obwohl die leckeren Happen ganz gut in das Gesundheitsfarben-Ernährungssystem passen, sollten Frauen während einer Mahlzeit nur vier bis sechs und Männer sechs bis acht Sushi verspeisen, weil man sonst zu viel Reis und Fisch zu sich nimmt. Besser ist es, außer den Sushi einen Gurkensalat als Vorspeise und danach eine Miso-Suppe zu essen.

Den Abschluss einer japanischen Mahlzeit bilden zwei Tassen Grüntee, der mit seinen Inhaltsstoffen (Polyphenole/ Flavonoide) die DNA schützt und dessen Vitamin-C-Gehalt sogar den der Zitrone und beim Karotin (Vitamin A) sogar das der Möhren übertrifft. Die im Grüntee enthaltenen Katechine und das darin vorhandene Mangan beschleunigen den Stoffwechsel und die Fettverbrennung. Damit Grüntee als Schlankmacher wirksam wird, müssen Sie allerdings drei bis vier Tassen am Tag trinken. Achten Sie darauf, dass der Grüntee nicht mit kochendem Wasser aufgegossen wird (ideal sind 70 °C), weil mit zu heißem Wasser nicht nur der Geschmack, sondern vor allem die Inhaltsstoffe stark beeinträchtigt werden.

Die indische Küche

Im vom Hinduismus geprägten Indien gelten Kühe als heilig, niemals würde man ihr Fleisch essen. Es gibt zwar viele klassische Rezepte mit Fisch, Hühnchen oder Lamm, aber nirgendwo ist die vegetarische Ernährung so weit verbreitet wie in diesem Land. Reis und Reisprodukte wie Reisnudeln zählen genau wie zahlreiche Gemüsesorten zu den Grundnahrungsmitteln. Eine sehr große Rolle spielen aber auch die vitamin- und mineralstoffreichen Hülsenfrüchte, so zum Beispiel die zahlreichen Arten beziehungsweise Sorten von Kichererbsen, Linsen und Bohnen. Sehr typisch für die indische Küche sind Currys (eine Art Eintopf mit Currypulver oder -sauce gewürzt). Neben den Currys, die Geflügel, Fisch oder Lamm in Kombination mit Gemüse enthalten, gibt es ausgesprochen leckere Rezepte für reine Gemüsecurrys, die den Gedanken an Fleisch gar nicht erst aufkommen lassen.

Zutaten: Die Gemüse- und Obstpalette der indischen Küche, zum Beispiel Auberginen, Gurken, Knoblauch, Mango, Süßkartoffeln, Tomaten, Zitronen und Zwiebeln, passen ausgezeichnet in das Gesundheitsfarben-System. Auch wenn einige typische Gewürze, wie Kurkuma (Gelbwurz), Ingwer, Kardamom, Fenchel oder Sternanis für manche Menschen gewöhnungsbedürftig sind, bietet diese Küche eine wunderbare Möglichkeit, den Gesundheitsfarben-Speiseplan zu bereichern.

Tipps fürs Auswärtsessen: Auf die Fette, die in indischen Restaurants verwendet werden, müssen Sie ein wenig aufpassen, denn wenn Ghee benutzt wird, können die Speisen zu fettreich sein. Ghee ist ein beliebtes indisches Kochfett. Diese reinste Form von Butterfett lässt sich mit unserem Butterschmalz oder geklärter Butter vergleichen. Allerdings besitzt es ein unvergleichliches Aroma, das den Gerichten einen sehr typischen Geschmack verleiht und weshalb es häufig verwendet wird. Im Rahmen der Gesundheitsfarben-

Ernährung sollte man besser darauf verzichten. Für die Zubereitung indischer Gerichte eignen sich Sonnenblumen- und Maisöl am besten (auch wenn diese Öle wegen ihres hohen Anteils an Omega-6-Fettsäuren nicht ideal sind). Von Olivenöl raten Kenner der indischen Küche ab.

Die Küchen der mediterranen Länder

Nirgendwo sonst in Europa wird so viel Obst und Gemüse verzehrt wie in Griechenland, Italien und Spanien. Die Rezepte dieser Länder bilden eine wahre Fundgrube für die Gesundheitsfarben-Ernährung. Mit Äpfeln, Birnen, Kirschen, Nüssen, Aprikosen, Feigen, Melonen, Zitrusfrüchten, frischen und getrockneten Kräutern, Auberginen, Tomaten, Paprika, Knoblauch, Peperoni, Zucchini und vielem mehr stehen das ganze Farbspektrum und wundervolle geschmackliche Varianten zur Verfügung.

Es lohnt sich wirklich, diese Länderküchen einmal näher zu betrachten, denn die italienische Küche bietet nicht nur Pizza und Pasta, die ja wahre Fett- und Kalorienbomben sein können. Spanien hat mehr zu bieten als Paella mit Fisch, Meeresfrüchten, Fleisch und viel Reis, wobei es bei diesem Gericht genügend regionale Rezepte gibt, die eine fett- und kalorienarme – gemüsereiche – Mahlzeit gewährleisten. Und wenn man sich »beim Griechen« nicht gerade auf fetttriefendes Gyros versteift, sondern sich dem vegetarischen Angebot oder den Grillgerichten zuwendet, kann man ziemlich problemlos der Gesundheitsfarben-Ernährung treu bleiben.

Die Tex-Mex-Küche

Wer wem in die Töpfe geschielt hat, ist bei der Tex-Mex-Küche nicht so ganz klar. Behauptet wird, dass texanische Köche bei ihren mexikanischen Kollegen abgeguckt haben. Wie auch immer, Tex-Mex zählt inzwischen zum Repertoire der Fastfood-Szene. Mit der ursprünglichen mexikanischen Küche haben die Tex-Mex-Gerichte nur bedingt etwas gemeinsam, wenn man bedenkt, dass Mexiko die Urheimat der Avocado, der Tomate und der Süßkartoffel ist und viele seiner Gerichte durchaus geeignet sind, die Gesundheitsfarben-Ernährung noch variantenreicher zu gestalten. Hier einige Beispiele für die Zutaten, die in Ihren Gesundheitsfarben-Speiseplan bestens passen:

Rot: Tomaten, Salsa.

Rot/purpur: Süßkartoffeln, Erdbeeren, Rotwein.

Orange: Honigmelone, Mango, Kürbis.

Orange/gelb: Zitrusfrüchte wie Orangen, Tangarinen, Limetten, Zitronen.

Gelb/grün: Mais, Zucchini, Avocados.

Weiß/grün: Knoblauch, Zwiebeln.

Ergänzen Sie die pflanzliche Kost mit gegrilltem Fisch oder gegrilltem Geflügel und einer Salsa aus frischen Gemüsesorten oder Früchten. Wenn Sie auf die Zutaten achten, müssen Sie auf die typischen, pikant bis scharf gewürzten Gerichte der Tex-Mex-Küche nicht vollkommen verzichten. Einbauen in Ihren Speiseplan können Sie auch Tacos (Maiscrêpes) beziehungsweise Tostadas (Maisfladen), gefüllt mit Salat oder Gemüse und gegrilltem Geflügel.

Tipps fürs Auswärtsessen: Auf all die gerade erwähnten Dinge sollten Sie auch in einem Tex-Mex-Restaurant achten. Hüten Sie sich vor den fettreichen Nachos, Quesadillas oder der Mexican Pizza. Auch die Chips, mit denen man so herrlich die Salsas löffeln kann, sollten Sie weitgehend meiden.

5 Runter von der Couch

Was hat körperliche Bewegung mit unserer DNA zu tun? Nun, Bewegung hilft, Kalorien zu verbrennen und Muskeln aufzubauen. Beides senkt das Risiko für DNA-Schädigungen und fördert generell die Gesundheit. Doch für sich genommen funktioniert das nicht. Die körperliche Bewegung muss gepaart sein mit der richtigen Ernährung. Und dafür bietet sich kaum etwas Besseres an als das Gesundheitsfarben-Ernährungssystem.

Diese Kombination lässt sich leicht erklären: Da Sie beim Trainieren mehr Sauerstoff aufnehmen und mehr Kalorien verbrennen, vermehren sich die freien Radikalen – und damit verstärkt sich der »Beschuss« auf Ihre DNA. Ernähren Sie sich nach dem Gesundheitsfarben-System, bekommt Ihr Körper ausreichend Wirkstoffe zugeführt, die Ihnen einen Mehrfachnutzen bringen: Sie können ein gesundes Training absolvieren, mit dem Sie Ihre Muskeln effizient aufbauen, und gleichzeitig regenerieren sich Ihre Muskelzellen, ohne gravierenden Schaden durch den Trainingsstress zu nehmen.

Die Muskeln stärken und aufbauen

Muskelzellen weisen einen großen Vorteil auf: Sie verbrauchen – selbst im Ruhezustand – mehr Kalorien, als das die Fettzellen tun. Schon allein dies wäre ein guter Grund, sich um den Aufbau von Muskeln zu kümmern. Übungen mit Gewichten zum Beispiel helfen, Muskelzellen aufzubauen. Selbstverständlich muss man das Training der persönlichen körperlichen Kondition anpassen, und man darf es nur langsam steigern. Beständigkeit bringt hier mehr als irgendwelche Kraftakte, die mehr schaden als nützen.

Wenn man vom Aufbau von Muskelmasse spricht, haben viele die Bodybuilding-Muskelprotze vor Augen. »So will ich aber nicht aussehen«, meinen nicht nur die meisten Frauen, sondern auch zahlreiche Männer. Darum geht es mir auch gar nicht, wenn ich Ihnen empfehle, durch ein sinnvolles Training für fettfreie Muskelmasse zu sorgen. Ausschlaggebend für Ihre Gesundheit sind die Vorgänge, die dabei ablaufen und bei denen die Proteine im Mittelpunkt stehen. Sie spielen eine Schlüsselrolle beim fettfreien Muskelaufbau, sind versorgende Bausteine für die Muskelerholung und verhindern den Abbau von Muskelprotein. Nehmen Sie nach einem Körpertraining Proteine zu sich, unterstützen Sie Ihren Körper bei seinen Aufbau- und Regenerierungsprozessen. Doch der beste Protein-Shake nutzt wenig, wenn Sie nicht insgesamt auf eine Ernährung achten, die reich an Antioxidantien ist.

Bewegung und Ernährung gehen also Hand in Hand:
- Bewegung verbrennt Kalorien und bringt Muskelzellen (von denen übrigens ein Pfund 15 Kalorien verbrennt, ohne dass Sie einen Finger rühren).
- Bewegung ist der Motor, der Ihren Stoffwechsel und Ihren Kreislauf in Schwung hält.
- Den Treibstoff bildet eine Ernährung, bei der Obst und Ge-

müse im Mittelpunkt stehen, wodurch dem Körper jene Stoffe in ausreichender Menge zugeführt werden, die Ihre Zellen schützen und unnötige Fettablagerungen verhindern.

Bewegen Sie sich

Dass man sich mit der Kombination von richtiger Ernährung und ausreichender Bewegung am besten fit und gesund halten kann, mögen Sie vielleicht schon gar nicht mehr hören. Jedem, ganz gleich, ob er ein paar Pfündchen zu viel aufweist oder nicht, liegt man damit in den Ohren. Nun ja, an Tatsachen kommt man eben nicht vorbei, man kann sie aber in einem angenehmeren Licht betrachten. Das heißt: Bevor Sie sich in irgendwelche Trainingsprogramme stürzen, die Sie – wie hunderttausend andere – dann doch nicht durchhalten, schauen Sie sich erst einmal in Ihrem Alltag um. Wie können Sie da im wahrsten Sinn des Wortes mehr Kalorien verbrennende Bewegung hineinbringen? Das ist gar nicht so schwer, wenn Sie Ihren Alltag ein wenig bewusster gestalten.

Das Geheimnis der 10 000 Schritte

Den Rat, die Treppe statt den Lift zu nehmen, kennen Sie gewiss. Er ist gut, wirklich! Gehen Sie es aber langsam an. Rasen Sie nicht einmal am Tag sieben Stockwerke hoch. Sie werden dann nur minutenlang nach Atem ringen und wieder reumütig den Aufzug nehmen. Trainieren Sie das Treppensteigen, und machen Sie sich einen Spaß daraus, sich langsam zu steigern. Nehmen Sie auf jeden Fall alle Treppen, bei denen Ihnen am Ende nicht der Puls in den Ohren klopft. Dann »legen« Sie nach und nach ein Stockwerk »drauf«.

Machen Sie nach dem Essen einen Spaziergang, das tut Ihrer Verdauung und Stimmung gut – und verbrennt Kalorien. Unter dem Kalorienaspekt sollten Sie Ihren gesamten Alltag betrachten, denn so werden Sie sogar viele der Oje-das-muss-ich-ja-auch-noch-machen-Tätigkeiten in einem ganz anderen Licht sehen. Als Kalorienverbraucher interessant ist alles, was Ihre Muskeln in Bewegung versetzt, also Gartenarbeit in jeder Form, Wege oder Terrasse kehren, Schneeschippen, Aufräumen usw.

»Ist das mühsam«, werden Sie jetzt vielleicht stöhnen. Doch das klingt nur so. Außerdem will ich Sie nur animieren, am Tag 10 000 Schritte zu tun, und zwar unabhängig von irgendeinem Körpertraining. In diesen 10 000 Schritten liegt das Geheimnis; sie sind gewissermaßen der »Bewegungsgrundumsatz«, den Ihre Muskeln und Ihr Herz brauchen, um fit und gesund zu bleiben.

Für die, die es genauer wissen wollen: Die Schrittzahl von 10 000 pro Tag basiert auf wissenschaftlich fundierten Erkenntnissen, die besagen, dass ein gesundheitsbewusster Mensch durchschnittlich zwischen 3000 und 3500 Kalorien pro Woche durch motorischen Energieverbrauch (Bewegungsenergieverbrauch) verbrennen sollte. Dieser Verbrauch beruht auf 70 000 Schritten in der Woche, also 10 000 am Tag. Beim Energieverbrauch wird eine Schrittgeschwindigkeit von etwa 6,5 km/h zugrunde gelegt, was ungefähr 19 Schritte für eine verbrauchte Kilokalorie entspricht.

Wer schlank und fit werden und das auch bleiben will, muss die Anzahl der Schritte steigern, zum Beispiel durch einen 45 Minuten langen Spaziergang auf einem Stepper. Und an einem regelmäßigen Bewegungs- und Muskeltraining führt leider auch kein Weg vorbei.

Schritte zählen?

Keine Sorge, Sie müssen jetzt nicht den ganzen Tag Schritte zählend durch die Gegend laufen. Dafür gibt es Pedometer (Schrittzähler). Neben den schlichten Modellen, die nur ein paar Euro kosten, finden Sie sehr ausgeklügelte Versionen, die viel können. Äußerst praktisch sind zum Beispiel die Pedometer, die kleiner und dünner als eine Streichholzschachtel sind, und die neben den Schritten auch die Entfernung und den Kalorienverbrauch berechnen. So ein Modell lässt sich sogar im Berufsalltag völlig unauffällig an der Kleidung tragen – am Hosen- beziehungsweise Rockbund oder am Gürtel in der Nähe des Hüftknochens befestigt.

Den Pedometer müssen Sie nun nicht für den Rest Ihres Lebens tragen, sondern er dient lediglich dazu, Ihnen ein Gefühl für Ihren täglichen »Schrittverbrauch« zu vermitteln. Erfahrungswerte, wie zum Beispiel, dass man bei einer hauptsächlich sitzenden Tätigkeit 3000 Schritte am Tag zurücklegt, nutzen Ihnen wenig. Es kommt ja auf Ihren ganz persönlichen »Schrittverbrauch« an. Testen Sie also erst einmal eine Woche lang, wie der bei Ihnen aussieht. Kommen Sie unterm Strich auf 70 000 Schritte, können Sie sich zufrieden auf Ihr Bewegungs- und Muskeltraining konzentrieren. Fällt die Bilanz schlecht aus, sollten Sie zusehen, wie Sie im

Alltag mehr Schritte auf die Habenseite bekommen. Anregungen dazu habe ich Ihnen ja schon im vorhergehenden Abschnitt gegeben.

Die Anschaffung eines Pedometers lohnt sich wirklich, denn wer rechnet schon gern andauernd irgendeinen Kalorienverbrauch aus, vom Schrittezählen ganz zu schweigen. Das kleine Gerät ist ein unbestechlicher Partner, der sogar hilft, den wohlbekannten inneren Schweinehund zu überwinden. Ein Blick darauf motiviert Sie garantiert, einen großen Bogen um Ihre Couch zu schlagen, bis Sie Ihr Schrittsoll erfüllt haben.

Machen Sie Muskeltraining zu Ihrem Hobby

Für 10 000 Schritte am Tag zu sorgen fällt gar nicht so schwer, aber zusätzlich ein regelmäßiges Muskeltraining zu absolvieren kostet manche Menschen eine ganz schöne Überwindung. Aber packen Sie es einfach mal an, mit dem Erfolg kommt die Lust, oder wie ich das nenne: die Gesundheitssucht.

Meist sind es weder Zeitmangel noch Bewegungsunlust, die unsere Bemühungen um mehr Körpertraining zum Scheitern bringen. Vielmehr lassen Trainingsfehler die Freude an der muskelstärkenden Bewegung gegen Null sinken. Mein grundsätzlicher Rat an Sie lautet deshalb: Auch wenn Muskeltraining als Krafttraining bezeichnet wird, bedeutet das noch lange nicht, mit den eigenen Kräften Raubbau zu treiben. Gehen Sie Schritt für Schritt vor, und hören Sie auf Ihren Körper! Kleine Erfolge sind großartig, große Erfolge stellen sich mit der Zeit ein!

Im Folgenden weise ich Sie auf ein paar wichtige Grundregeln hin. Falls Sie überhaupt keine Erfahrung mit Krafttraining haben, lohnt es sich, in einem guten Fitnessstudio ein kleines Trainingsprogramm zu lernen, das Sie problemlos in Ihren Alltag einbinden können.

Aufwärmen ist das A und O

Das Aufwärmen oder Warm-up wird am häufigsten vernachlässigt. Doch wenn Sie Ihre Muskelzellen und deren DNA schützen wollen, rate ich Ihnen: Beginnen Sie nie ein Körpertraining, ganz gleich, wie leicht oder wie anspruchsvoll es ist, ohne Dehn- und Aufwärmübungen! Das sanfte Dehnen der Muskulatur bewahrt Ihre Muskelzellen vor folgenschweren Schädigungen. Falls Sie entsprechende Übungen nicht kennen, informieren Sie sich gründlich. Es gibt eine ganze Reihe guter Ratgeberbücher, die Ihnen das notwendige Wissen vermitteln, oder Sie gehen – wie gesagt – mal eine Weile zum Lernen in ein Fitnesscenter.

Vor den Dehnübungen wärmen Sie sich zehn Minuten auf. Wenn Sie nicht über ein Laufband, einen Stepper oder ein Standfahrrad verfügen, laufen Sie einfach auf der Stelle. Aber ganz langsam anfangen und langsam steigern, bis Ihr Puls sich im optimalen Bereich bewegt.

Der Puls muss nicht »jagen«

Manche Menschen glauben immer noch, Sie würden Ihrem Herzen und Ihrer Gesundheit etwas Gutes tun, wenn Sie Ihren Puls so hoch wie möglich jagen. Vergessen Sie das, viel bringt nicht immer viel.

Es gibt verschiedene, sehr differenzierte Methoden, den optimalen Puls zu berechnen. Ich sage Ihnen die einfachste, die zwar etwas grob ist, aber mit der Sie gewiss gut zurechtkommen:

- Ziehen Sie Ihr Alter von 220 ab – das ergibt Ihren Maximalpuls, über den Sie nicht hinausgehen sollten.
- Teilen Sie die ermittelte Zahl durch 2, dann haben Sie den Pulsschlag, mit dem ein untrainierter Mensch sein Training starten sollte.
- Nach ein, zwei Wochen Training können Sie den Pulsschlag um 10 Prozent erhöhen.
- Um weitere 10 Prozent sollten Sie ihn erst nach mehreren Wochen steigern.

Faustregeln: Sie sollten sich bei Ihrem Körpertraining ganz normal unterhalten können. Beginnen Sie anfangs spätestens nach 20 Minuten mit dem Abkühlen, das heißt, verlangsamen Sie nach und nach ihre körperlichen Aktivitäten.

Einige Tipps für Ihr tägliches Körpertraining

Circuittraining oder Zirkeltraining ist ein Training mit Gewichten, bei dem eine Übung in die andere übergeht, wobei nur kurze Pausen von 15 bis 20 Sekunden eingelegt werden. Die Übungsabfolge sollte man dreimal wiederholen.

Ein sanftes Zirkeltraining mit schnelleren Bewegungen und leichten Gewichten fördert die Gesundheit Ihres Herzens und Ihre Ausdauer. Langsame Bewegung mit schweren Gewichten kräftigt die Muskeln und baut sie auf und beschleunigt den Stoffwechsel.

Während des Trainings mit Gewichten müssen Sie sich auf jede Bewegung konzentrieren, vor allem, wenn Sie das Gewicht nach unten führen. Dabei kommen die schwächeren Muskeln (die Antagonisten oder Gegenspieler) zum Einsatz, und mit hektischen Bewegungen können Sie sowohl diese als die kräftigeren Muskeln (die Agonisten oder Spieler) schädigen. Bei einer Bizeps-Curl (Heben von Gewichten) wird bei der Aufwärtsbewegung der Bizeps und bei der Abwärtsbewegung der Trizeps stärker in Anspruch genommen.

Die Kraftarbeit des Bizeps fördert den Muskelaufbau. Spüren Sie nach zehn Wiederholungen der Übung in dieser Muskelpartie ein leichtes Brennen, führen Sie die Übung vorsichtig weiter aus. Für den Anfang sind insgesamt 12 bis 15 Wiederholungen genug. Für das Ausbalancieren des Gewichts bei der Abwärtsbewegung sorgt der Trizeps.

Um Schäden an Ihren Muskeln und Ligamenten (Bänder der Gewebe) zu vermeiden, sollten Sie also immer jede Bewegung der Übung kontrolliert ausführen. Merken Sie, dass die Bewegungen oder die Balance außer Kontrolle gerät, müssen Sie ein leichteres Gewicht nehmen und die Anzahl der Wiederholungen verringern. Sie müssen sich nichts beweisen, wichtig ist allein, die Übung korrekt auszuführen. Entzündungen nach einer Muskelverletzung schädigen Ihre DNA, und genau das müssen Sie vermeiden.

Der Spruch »Kein Schmerz, kein Gewinn« ist absolut falsch. Weder Muskel- oder Gelenkschmerzen noch Bänderzerrungen dürfen Ihr Training begleiten! Haben Sie sich doch einmal übernommen und Ihnen tun nach einem Training, wie man so schön sagt, alle Knochen weh, legen Sie eine mehrtägige Pause ein. Trainieren Sie erst wieder, wenn es schmerzfrei vonstatten geht. Sorgen Sie für eine Unterstützung des Heilungsprozesses und für eine Schmerzlinderung mit nicht-steroidalen Mitteln (Mittel, die keine Steroide wie beispielsweise Kortison enthalten), zum Beispiel Ibuprofen oder Aspirin. Kühlen Sie geschädigte Gelenke regelmäßig mit Eis, um den Entzündungsprozess zu verringern, bis Sie sich wieder ohne Beeinträchtigung bewegen können.

Drei Ratschläge möchte ich Ihnen noch auf Ihren Trainingsweg mitgeben:

- Wenn Sie nicht oder nicht gleich in ein Fitnessstudio gehen wollen, sondern sich Ihr Programm mit Hilfe entsprechender Ratgeberbücher selber zusammenstellen möchten, dann lesen Sie bitte auch aufmerksam die Texte, die vor und nach den Übungsbeschreibungen stehen. In der Regel finden Sie dort Informationen, die Ihnen helfen, Ihren Körper besser kennen zu lernen und die Übungen ohne Verletzungsgefahr auszuführen. Letzeres ist besonders wichtig für Menschen, die wenig Erfahrung mit Muskeltraining haben.

- Wenn Sie sich entschließen, in ein Fitnesscenter zu gehen, suchen es bitte nicht nach rein äußerlichen Gesichtspunkten aus. In einem schicken Studio zu trainieren macht zwar Spaß, aber entscheidend sollte das Fachwissen, die Umsicht und das Einfühlungsvermögen des Trainigspersonals sein. Zumindest am Anfang muss sich ein Trainer oder eine Trainerin intensiv mit Ihnen befassen und nicht nur die Funktionsweise der Geräte erklären, sondern Ihnen auch individuelle, körperbezogene Ratschläge geben.

- Vergessen Sie Eitelkeit und Gedanken wie »Ich bin doch keine Krücke!«, und beherzigen Sie fundierte Ratschläge (im Buch oder Fitnesscenter). Nutzen bringen Ihnen nicht irgendwelche tollen Leistungen, die Sie sich mühsam abringen, sondern ein beständiges Körpertraining, das ohne jeglichen Schaden Ihre Muskeln kräftigt und aufbaut.

Körpertraining und Ernährung

Trainieren Sie weder mit vollem noch mit hungrigem Magen. In der Volksweisheit »Nach dem Essen fließt alles Blut in den Magen« liegt viel Wahrheit. Haben Sie kurz vor dem Training eine Mahlzeit verspeist, arbeitet der Blutfluss verstärkt für Ihr Verdauungssystem und zieht das Blut regelrecht von Ihren Muskeln ab. Ihr Körper wehrt sich gegen die Beanspruchung der »blutarmen« Muskeln mit Krämpfen. Beginnen Sie mit Ihrem Training eine halbe oder eine Stunde nach dem Essen.

Das Essen vor dem Training

Führen Sie vor dem Training Ihrem Körper nicht zu viele Proteine zu. Ideal ist eine leichte Mahlzeit, die Proteinhaltiges, Obst und Gemüse sowie Vollkornprodukte in einem ausgewogenen Verhältnis enthält. Den Schwerpunkt auf das eine oder andere zu legen hat wenig Sinn. Sie müssen sich ja nicht mit Kohlenhydraten und Vitaminen puschen, um eine Medaille beim Marathonlauf zu gewinnen. Ernähren Sie sich regelmäßig vernünftig, verfügt Ihr Körper über die Schutzwirkungen der Pflanzenstoffe und ausreichend Energie für Ihr individuelles Körpertraining.

Essen und trinken nach dem Training

Nach dem Training ist es wichtig, eine Portion Proteine zu sich zu nehmen, zum Beispiel in Form eines handtellergroßen Stücks Geflügelfleisch oder Fisch. Die Proteine reduzieren den nach einem Training erfolgenden Abbau des Muskelproteins und minimieren oder verhindern so Schmerzen in Muskeln oder Gelenken.

Falls Sie nicht gleich nach dem Training etwas essen möchten oder können, nehmen Sie einen Protein-Shake zu sich. Außerdem sollten Sie Ihrem Körper auf jeden Fall ein paar Kohlenhydrate zuführen, indem Sie eine Portion Obst essen.

Trinken Sie unbedingt genügend Wasser, um den Wasserhaushalt Ihres Körpers auszugleichen. Die Menge bestimmt erst einmal Ihr Durst, das heißt, trinken Sie so viel, bis Sie keinerlei Durst mehr verspüren. Löschen Sie Ihren Durst auch dann vollkommen, wenn Sie während des Trainings wenig geschwitzt haben. Irgendwelche so genannten Sportdrinks brauchen Sie nicht.

Ihren Wasserbedarf nach dem Training können Sie auch mit Hilfe einer Waage ermitteln. Wiegen Sie sich vor und nach dem Training. Für jedes Pfund, das Sie nachher weniger wiegen, trinken Sie einen halben Liter Wasser. Lassen Sie sich bitte nicht aus Freude über den vermeintlichen Gewichtsverlust davon abhalten, genügend zu trinken. Wasserverlust ist kein Gewichtsverlust! Hier schließt sich der Kreis: Gesund, fit und schlank werden und bleiben Sie nur mit einer gesunden Ernährung und ausreichend Bewegung.

6 So berechnen Sie Ihren Kalorien- und Proteinbedarf

Der Bedarf an Kalorien und Proteinen ist in unseren Genen festgeschrieben, und das schon seit Urzeiten. Dabei spielt eine der wichtigsten genetischen Gegebenheiten eine bedeutende Rolle: die Tatsache, ob Sie eine Frau oder ein Mann sind. Frauen besitzen – genbedingt – in der Regel mehr Fettgewebe und weniger Muskelmasse als Männer. Im Muskelgewebe wird kein Fett abgelagert, daher bezeichnet man es bei der Gewichtsbestimmung auch als Magergewicht.

Die Aufrechterhaltung des Muskelgewebes erfordert mehr Kalorien und mehr Proteine als die Erhaltung des Fettgewebes. Aus diesem Grund brauchen Frauen weniger Kalorien und Proteine, um ihr Gewicht zu halten. Um diesen Unterschieden gerecht zu werden, gehen Ernährungsexperten bei der Berechnung des Kalorien- und Proteinbedarfs vom Magergewicht aus.

Für die Berechnung des Magergewichts beziehungsweise des Körperfetts benutze ich seit mehr als fünfzehn Jahren in meiner ernährungsmedizinischen Klinik ein bioelektrisches Impedanzanalyse-Gerät. Die Messung ist ganz einfach: Der Patient muss nur Schuhe und Strümpfe ausziehen. Ähnlich wie bei einem Elektrokardiogramm werden Elektroden an den Händen und Füßen angebracht, und ein minimaler, nicht spürbarer elektrischer Strom fließt durch den Körper. Da der Wassergehalt bei Muskelgewebe etwa 70 Prozent beträgt, leitet die Flüssigkeit den Strom ungehindert. Fettgewebe dagegen ist wie ein Isolierstoff, der den Strom so gut wie nicht leitet. Aus der Leitfähigkeit beider Gewebetypen errechnet das Gerät das Magergewicht. Der Anteil an Körperfett am Gesamtgewicht lässt sich anschließend ganz einfach berechnen, weil man das Magergewicht nur vom Gesamtgewicht abziehen muss.

Die im Handel befindlichen Körperfettanalyse-Waagen leisten vergleichbare gute Dienste. Sie berechnen das Körperfett, sodass man durch Subtraktion vom Gesamtgewicht das Magergewicht ermitteln kann. Wer das Geld für solch eine verhältnismäßig teure Waage nicht investieren möchte, kann die Analyse auch beim Arzt oder in manchen Fitnesscentern durchführen lassen.

Ihr täglicher Kalorienbedarf

Als Faustregel gilt: Multiplizieren Sie das Magergewicht (in Kilogramm) mit 24 (pro Stunde und pro Kilo rechnet man eine Kalorie). So erhalten Sie Ihren Grund- oder Ruheumsatz, das heißt jene Energie- beziehungsweise Kalorienmenge, die der Körper in Ruhe innerhalb von 24 Stunden benötigt, damit alle Stoffwechselvorgänge, darunter Herztätigkeit und Atmung, reibungslos funktionieren. Das heißt, bei 50 Kilogramm *Magergewicht* sind das also 1200 Kalorien (24 x 50 = 1200).

Da Männer nicht nur von Natur aus mehr Muskelmasse besitzen als Frauen, sondern auch meist größer sind, weisen sie ein höheres Magergewicht auf und haben damit auch einen höheren Grundumsatz. Man muss also nicht lange rechnen, um zu erkennen, dass ein üppiges Mittagessen mit beispielsweise 1300 Kalorien den Grundbedarf einer Frau schon gut deckt, während ein Mann noch ein paar Kalorien auf der Guthabenseite hat.

Der tägliche Energiebedarf eines Menschen besteht natürlich nicht nur aus dem Grundumsatz, sondern hinzu kommt der Arbeitsumsatz, also die Kalorien, die Sie im Lauf des Tages durch Tätigkeiten unterschiedlichster Art verbrauchen. Nehmen wir einmal an, Ihr Magergewicht beträgt 50 Kilogramm und Sie haben eine überwiegend sitzende Tätigkeit, so kommen auf den Grundumsatz von 1200 Kalorien noch durchschnittlich 500 Kalorien Arbeitsumsatz hinzu. Verbrauchen Sie dann zusätzlich 300 Kalorien während eines 45 Minuten dauernden mittelschweren Krafttrainings, können Sie 2000 Kalorien pro Tag zu sich nehmen, ohne dass sich Ihr Gewicht verändert. Möchten Sie abnehmen, sollte der Grundumsatz (bei gleicher Tätigkeit und Bewegung) Ihre Leitlinie sein.

Berücksichtigen muss man auch, dass sich bei Männern wie bei Frauen im Verlauf des Älterwerdens das Verhältnis von Muskel- und Fettgewebe verändert. Während die Muskelmasse sich verringert, erhöht sich der Fettanteil, wobei man diesem Verlauf, der etwa ab dem vierten Lebensjahrzehnt einsetzt, entgegensteuern kann, aber aufhalten lässt er sich nicht. Dieser Prozess ist nachvollziehbar, denn in den so genannten mittleren Jahre sinkt bei vielen Menschen der Anteil der körperlichen Bewegung – und nicht zuletzt fördert ein unverändert fortgeführtes ungesundes Essverhalten diese Entwicklung.

Zusammenfassend lässt sich sagen: Obwohl viele Faktoren wie Geschlecht, Alter, Größe und körperliche Aktivitäten beim täglichen Kalorienbedarf wichtige Rollen spielen, kommt man mit der überschlägigen, vom Magergewicht ausgehenden Kalorienbedarfsrechnung im Alltag gut zurecht, ohne die Kalorien wie Erbsen zählen zu müssen. (Aus welchen Nahrungsmitteln die Kalorien kommen sollten, muss ich wohl nicht mehr extra erwähnen.)

Wer es genauer wissen will, weil er zum Beispiel gezielt abnehmen möchte, kann sich beim Arzt oder in manchen Fitnesscentern eine so genannte Energiebilanzrechnung erstellen lassen, bei der alle genannten Faktoren berücksichtigt werden.

Ihr persönlicher Proteinbedarf

Genauso wenig wie Ihnen irgendeiner sagen kann, dass Sie mit drei Erdbeeren, einer Himbeere und einer Banane Ihren persönlichen Vitaminbedarf decken können, kann ich Ihnen aufs Gramm genau Ihren Proteinbedarf nennen. Aber auch hierbei funktionieren wie bei den Kalorien die Faustregeln.

Falls Sie nicht gerade Profifußballer sind, gilt als erste Faustregel: Sie brauchen täglich pro Pfund Magergewicht etwa ein Gramm Proteine.

Die zweite Faustregel betrifft die Art der Proteine: Die Proteine, die wir mit der Nahrung aufnehmen, bestehen aus 21 verschiedenen Aminosäuren. Davon zählen neun zu den essenziellen Aminosäuren, die Menschen über die Nahrung zuführen müssen, um Mangelerscheinungen zu verhindern.

Die nicht essenziellen Aminosäuren kann der Körper mithilfe der essenziellen selber herstellen.

Bei der Bewertung der Nahrungsproteine kann man von einem Punktesystem ausgehen, wobei der höchste Wert 100 beträgt: Die komplette Kombination von essenziellen und nicht essenziellen Aminosäuren befindet sich im Hühnereiweiß. Es erhält daher 100 Punkte. Dieses Eiweiß ist leicht verdaulich und wird problemlos vom Körper aufgenommen und verwertet. Fast genauso gut ist das Kasein, das in Milch enthalten ist und das die Punktzahl 99 bekommt.

Vergleichbar mit diesen aus tierischer Nahrung stammenden Proteinen sind die pflanzlichen Sojaproteine, deren Bewertung ebenfalls bei 100 liegt. Rotes Fleisch, Hühnerfleisch und Fisch werden mit 80 Punkten bewertet. Mais und Bohnen kommen nur auf 20 bis 40 Punkte, wenn man sie einzeln zu sich nimmt. Isst man sie jedoch gemeinsam, steigt die Punktzahl auf 80, weil sich die Aminosäuren dieser beiden Nahrungsmittel einander ergänzen.

Würden die Proteine aus reiner Pflanzenkost den Proteinbedarf des Menschen vollkommen decken, hätten sich unsere Vorfahren im Verlauf der Evolution nicht zu Jägern und Sammlern, also zu Allesfressern entwickelt, sondern es hätten sich die reinen Vegetarier durchgesetzt. Sowohl aus genetischer Sicht als auch aus wissenschaftlicher Erfahrung decken Proteine aus tierischer Nahrung unseren Bedarf besser als die aus pflanzlicher Kost. Den Wert pflanzlicher Proteine darf man allerdings keineswegs unterschätzen, man muss nur – wie gesagt – darauf achten, dass sich durch Kombination ein »komplettes Protein« mit allen notwendigen essenziellen Aminosäuren ergibt. In der Praxis heißt das zum Beispiel: Kombinieren Sie schwarze Bohnen mit Reis, Linsen- oder Erbsensuppe mit Vollkornbrot, Maistortillas mit Pintobohnen. Oder verwenden Sie Hummus (eine Püree aus Kichererbsen und Sesamsamen).

7 Nahrungsergänzungen – alles für Ihre Gesundheit

Über Jahrzehnte meinte die wissenschaftliche Welt, die vier Grundbausteine unserer Nahrung würden unseren Körper mit allen notwendigen Stoffen ausreichend versorgen. Jedoch muss man Kohlenhydrate, Fette, Eiweiß sowie Vitamine und Mineralstoffe einerseits differenziert betrachten, was ihr Vorkommen in Nahrungsmitteln betrifft. Andererseits lehren wissenschaftliche Erkenntnisse und bittere Erfahrungen, dass manche Nahrungsergänzungsstoffe unter Umständen einfach notwendig sind, um die Gesundheit zu gewährleisten.

Geburtsfehler wie Spina bifida, der so genannte offene Rücken, als eine Folge von Folsäuremangel während der Schwangerschaft hat so manche junge Mutter in Verzweiflung gestürzt. Und dass Kalziummangel zur Osteoporose führt, wissen wir heute nur zu gut.

Nahrungsergänzungen – sinnvoll oder überflüssig?

Über Mangelerscheinungen aufgrund von Nährstoffdefiziten muss man sich nicht wundern, wenn man sich das Essverhalten zahlloser Menschen in der westlichen Welt anschaut. Sowohl Folsäure als auch Kalzium sind in Nahrungsmitteln wie dunkelgrünen Blattsalaten beziehungsweise Milchprodukten enthalten. Nur, und da liegt das Problem, ein Großteil der Menschen isst viel zu wenig davon.

Viele Menschen versuchen, ihr mangelhaftes Essverhalten durch die Einnahme von Vitamin- und Mineralstoffpräparaten auszugleichen. Eine gesunde Ernährung können diese Mittel jedoch nicht ersetzen. Ergänzend verwendet können sie jedoch helfen, unseren Nährstoffhaushalt zu optimieren und einen zeitweise erhöhten Bedarf zu decken. Studien haben allerdings gezeigt, dass Menschen, die morgens »ihre Vitamine« nehmen, viel bewusster auf ihre Ernährung und auf ausreichende körperliche Bewegung achten.

Wenn Sie nicht jeden Tag dazu kommen, sich rundum gesund zu ernähren, weil Sie zum Beispiel viel auf Reisen sind, können die Nahrungsergänzungsmittel Mangelerscheinungen vorbeugen.

Vielleicht haben Sie schon von den Nebenwirkungen mancher Vitamine gehört. Mir erscheint das paradox. Wie kann ein natürliches Vitamin giftig sein? Das ist es nicht – mit einer gewichtigen Einschränkung: solange man es in einer vernünftigen Menge zu sich nimmt. Alles, was dem Körper im Übermaß oder überdosiert zugeführt wird, tut ihm nicht gut. Doch wo beginnt bei Vitaminen die Überdosierung und damit die »Giftigkeit«? Das gefährlichste Vitamin in dieser Richtung ist das Vitamin A. Aber davon müssen Sie schon die fünffache Dosierung der empfohlenen Menge zu sich nehmen, bis nachhaltige Probleme beziehungsweise Nebenwirkungen auftreten.

Anmerkung: Die von Ernährungswissenschaftlern erarbeiteten RDA (Recommmended Daily Allowances = empfohlene Tagesdosen) sind Empfehlungen oder Richtwerte für den täglichen Nährstoffbedarf, wobei man zwischen Prävention (Vorbeugung) und therapeutischem Dosierungsbereich unterscheidet. Für gesunde Menschen gilt stets der Präventionswert, therapeutische Dosierungen sollte man in der Regel nur in Absprache mit einem Fachmann (Arzt, Ernährungsberater) anwenden.

Nach der in den letzten Jahren erfolgten Überarbeitung der RDA spricht man auch von Referenzwerten für die Nährstoffzufuhr. Diese Werte, die sich bewährt haben, sind als Grundgerüst gedacht, das vor ernährungsbedingten Schäden schützt und für eine volle Leistungsfähigkeit sorgt. Bewegt man sich im Rahmen dieser Werte, besteht keine Gefahr der Überdosierung. Krankheitsbedingte oder aus anderen Gründen bestehende Empfindlichkeiten, wie zum Beispiel Allergien, *muss* man mit einem Fachmann abklären!

Nehmen wir einmal an, Sie decken Ihren täglichen Vitamin- und Mineralstoffbedarf mit entsprechenden Präparaten und ernähren sich gleichzeitig sehr gesund. Was kann passieren? Sie nehmen die Nährstoffe in zweifacher Dosis auf, falls sie auch gleichermaßen in Ihrer Nahrung enthalten sind. Damit kann Ihr Körper gut umgehen, denn vieles von dem, was er nicht braucht, scheidet er einfach aus, und anderes, das sich in ihm anreichert, richtet keinen Schaden an, weil die Richtwerte so bemessen sind, dass im Allgemeinen eine Überdosierung nicht so schnell erfolgen kann.

Wissenswertes über wichtige Nahrungsergänzungsmittel

Um zu beurteilen, wie viel der Körper von jedem Nährstoff täglich benötigt, informiere ich Sie nachfolgend über die wichtigsten. Im Idealfall sollten alle Nährstoffe aus der täglichen Nahrung kommen, doch jeder von uns hat Zeiten, in denen das beim besten Willen nicht gelingt, und dafür sind Nahrungsergänzungsmittel sehr nützliche Helfer. Ich lege Ihnen aber nochmal Folgendes ans Herz: Nahrungsergänzungsmittel sind *kein* Ersatz für eine gesunde Ernährung. Nehmen Sie niemals auf Verdacht irgendeine Pille zu sich! Betrachten Sie Ihren Nährstoffhaushalt als Ganzes, das heißt, es hat wenig Sinn, allmorgendlich ein ganzes Sortiment an einzelnen Vitaminen und Mineralstoffen zu schlucken. Wenn Sie gesundheitliche Beschwerden aufgrund von Nährstoffmangel vermuten, gehen Sie zum Arzt oder zu einem Ernährungsberater.

Die wichtigsten Vitamine und Mineralstoffe

Den vier folgenden Vitaminen beziehungsweise Mineralstoffen messen die Ernährungswissenschaftler als Nahrungsergänzung eine große Bedeutung bei.

Multipräparate: Die gängigen Multivitamin-Mineralstoffpräparate enthalten meist 400 Mikrogramm Folsäure, ungefähr 5000 IE Vitamin A (die Hälfte davon in Form von Beta-Karotin), 45 bis 60 Milligramm Vitamin C, 15 bis 30 IE Vitamin E, 20 Milligramm Zink mit 3 Milligramm Kupfer und eine Reihe von Vitaminen aus dem Vitamin-B-Komplex. Das entspricht jeweils ungefähr der empfohlenen Tagesdosierung. Solch ein Basispräparat deckt also den Tagesbedarf an den wichtigen Vitaminen und Mineralstoffen gemäß der Richtwerte ab. Führen Sie diese Stoffe in der gleichen Menge Ihrem Körper nochmals über Ihre Nahrung zu, wird es keine Probleme geben.

Vitamin E: Der Richtwert für den Tagesbedarf liegt bei 400 IE. Ein gängiges Multivitamin-Mineralstoffpräparat enthält nur 15 bis 30 IE. Diese Dosis hilft, einen Vitamin-E-Mangel zu vermeiden, ist aber nicht hoch genug, um den antioxidativen Nutzen, den dieses Vitamin bietet, zu erzielen. Für ältere Menschen und als Vorbeugung gegen Herzerkrankungen sind erfahrungsgemäß 200 bis 800 IE nötig, um die größtmögliche Wirkung auf das Immunsystem zu erreichen.

Vitamin C: Der offizielle Richtwert für den Tagesbedarf liegt bei 100 Milligramm, aber auch die inzwischen vielfach empfohlenen 500 Milligramm bewegen sich noch im absolut sicheren Bereich. Vitamin C ist ein so hochwirksames Antioxidans, dass eine höhere Dosierung als angebracht angesehen wird. Der Körper speichert ungefähr 1500 Milligramm und scheidet täglich 45 Milligramm über den Urin aus. Nehmen Sie täglich mehr als 250 Milligramm Vitamin C zu sich, steigern Sie damit die Fähigkeit Ihres Körpers, Vitamin C abzubauen und verstoffwechselt als Oxalate auszuscheiden. Bei manchen Menschen verursacht eine Tagesdosis vom mehr als 2000 Milligramm Nierensteine, doch mit 500 Milligramm befinden Sie sich im sicheren Bereich. (Nierenkranke müssen mit Ihrem Arzt sprechen, bevor Sie Vitamin-C-Präparate nehmen!) Wenn Sie täglich die in diesem Buch empfohlenen Mengen an Obst und Gemüse essen, führen Sie Ihrem Körper etwa 200 Milligramm Vitamin C zu, selbst wenn Sie dann noch 500 Milligramm zusätzlich nehmen, kann Ihnen nichts geschehen.

Kalzium: Der Richtwert für den Tagesbedarf liegt zwischen 1000 und 1500 Milligramm. Im Verlauf des Älterwerdens sinkt die Fähigkeit des Körpers, Kalzium aufzunehmen, weil (unter anderem) die Magensäureproduktion abnimmt. Die über die Nahrung aufgenommene Form des Kalziums, das Kalziumkarbonat, bringt in der Regel keine Probleme. In fortgeschrittenen Jahren kann eine hohe Kalziumkarbonataufnahme jedoch Verdauungsbeschwerden und Verstopfung verursachen. Als Präparat ist daher unter Umständen Kalziumzitrat zu empfehlen, das auch bei geringer Magensäure leicht verdaulich ist und vom Körper besser aufgenommen wird.

Andere wichtige Nährstoffe

Im Hinblick auf eine Nahrungsergänzung gibt es noch einige andere Stoffe, die auch im Rahmen einer gesunden Ernährung sehr hilfreich sein können.

Selen: Der Richtwert für den Tagesbedarf liegt zwischen 50 und 200 Mikrogramm. Dieses Spurenelement ist ein unerlässlicher Bestandteil des Enzyms Glutathion-Peroxidase, das zerstörerische, sauerstoffgeladene Moleküle in eine harmlose Form verwandelt. Diese Abwehrmaßnahme gegen die schädlichen Oxidationsprozesse in unserem Körper funktioniert jedoch nur, wenn genügend Selen zugeführt wird. Da jedoch vor allem in Deutschland die Böden (und damit die Nahrungsmittel) wenig Selen enthalten, ist die Versorgung über die Nahrung nicht immer gewährleistet. Im Gesundheitsfarben-Ernährungssystem sind reiche Selenquellen enthalten (Vollkornprodukte, Kohl, Sellerie, Gurken, Pilze, Zwiebeln, Nüsse, Weizenkeime, Thunfisch aus der Dose). Vernachlässigt man diese wichtigen Nahrungsmittel über längere Zeit, kann ein Selenpräparat Schützenhilfe leisten. Eine US-Studie hat gezeigt, dass sich durch eine Gabe von täglich 200 Mikrogramm Selen die Prostata- und Brustkrebsrate bei den Testpersonen deutlich verringert hat.

Grüntee und Grüntee-Extrakt: Hier empfehlen sich pro Tag 250 bis 500 Milligramm, die 100 bis 160 Milligramm Epigallocatechingallat (EGCG) enthalten. Die Substanz gehört zu den Polyphenolen, einer Gruppe von hochwirksamen Antioxidantien. Die Blätter des Grüntees enthalten die antioxidativ sehr aktiven Katechine, die jedoch abgebaut werden, sobald das Blatt gepflückt ist, welkt und braun wird (Welken ist ein Oxidationsprozess). Um dies zu verhindern, wird Grüntee gleich nach der Ernte heißem Wasserdampf ausgesetzt oder in einer Pfanne leicht geröstet. Dieses Verfahren, das man Steaming nennt, verhindert weitgehend den Abbau der Katechine. Man hat in Versuchen die Möglichkeiten, unsere DNA vor der schädigenden Wirkung von Sauerstoffmolekülen zu schützen, getestet. Die Wirksamkeit von Grüntee als Antioxidans erwies sich dabei als 2500-mal höher als bei Beta-Karotin.

Die Inhaltsstoffe des Grüntees können Krebszellen daran hindern, neue Blutgefäße zu bilden. Nur wenn sich in dem kranken Gewebe neue Blutgefäße entwickeln, kann der Tumor wachsen beziehungsweise sich ausbreiten. Die Hemmung der Blutgefäßbildung bezwecken auch die sehr teuren Medikamente, die während der Krebsbehandlung eingesetzt werden. Ist es da nicht besser, zur Vorbeugung ein preiswertes natürliches Produkt, das auch vor anderen Krankheiten wie Herzinfarkt und Infektionen schützt, anzuwenden? (Im akuten Krebsstadium empfehlen viele Ärzte, Grüntee zu trinken, es ist dann aber nur eine begleitende Maßnahme!)

Empfohlen wird, vier Tassen Grüntee pro Tag zu trinken oder eine Kapsel Grüntee-Extrakt zu nehmen. Schauen Sie auf die Angaben der Inhaltsstoffe auf der Packung. Eine Kapsel enthält meist die Gesamtmenge der Polyphenole von vier bis sechs Tassen Tee, wobei der Gehalt an Koffein häufig reduziert ist.

Schwarzer Tee: Die Blätter des schwarzen Tees lässt man vor der Verarbeitung trocknen, sodass in ihnen der normale Oxidationsprozess des Welkens abläuft. Schwarzer Tee enthält ähnliche Inhaltsstoffe wie Grüntee, allerdings weniger Katechine. Seine Schutzwirkung entspricht der des Grüntees. Empfohlen wird, vier Tassen schwarzen Tee pro Tag zu trinken.

Alpha-Liponsäure: In einer Studie der Universität Kalifornien in Berkeley hat man festgestellt, dass dieses Antioxidans den Alterungsprozess bei Labormäusen verlangsamt. Studien, um Erkenntnisse über die Wirkung beim Menschen zu erlangen, werden weiter betrieben. Bekannt ist dieser Wirkstoff, weil er aufgrund seiner antioxidativen Eigenschaften zur Behandlung von Nervenschädigungen bei Diabeteskranken verwendet wird. Da er in Nahrungsmitteln nur in geringen Mengen enthalten ist, kann es vorteilhaft sein, ihn als Präparat einzunehmen. Gesunden Menschen werden 20 bis 50 Milligramm pro Tag empfohlen, Diabetikern (nach Rücksprache mit dem Arzt) 300 bis 600 Milligramm täglich.

Coenzym Q10: Die empfohlene Tagesdosis liegt bei 30 Milligramm. Diese Substanz, auch Ubiquinon genannt, rechnet man nicht zu den Vitaminen, weil sie auch von unseren Körperzellen produziert wird. Sie scheint eine ausgesprochen wichtige Rolle in allen Körperzellen zu spielen, insbesondere in denen des Herzens. Sie hilft, den Prozessen in den Blutgefäßen, die zur Arteriosklerose führen können, vorzubeugen. Coenzym Q10 findet man in vielen Nahrungsmitteln, zum Beispiel in Sojabohnen, Walnüssen und Sardinen, aber nur in geringen Mengen. In Zeiten erhöhten Bedarfs, beispielsweise bei großem körperlichem Stress, erweist sich ein Coenzym-Q10-Präparat als sinnvoll.

Pycnogenol: Die empfohlene Tagesdosis liegt bei 100 Milligramm. Dieses Antioxidans, das zu der großen Gruppe der Bioflavonoide gehört, ist ein Extrakt aus der Rinde einer Pinienart, die entlang der Küste Südfrankreichs wächst. Der Extrakt enthält Katechine (wie der Grüntee) und reichlich Anthocyanide und Proanthocyanide. Dank seiner hochbioaktiven Inhaltsstoffe wirkt es Entzündungen entgegen, verbessert die Blutgerinnung und stärkt die Blutgefäße.

Hilfreiche Heilpflanzen

Wenn Sie Obst und Gemüse gemäß der Gesundheitsfarben-Ernährung in Ihren alltäglichen Speiseplan integrieren und je nach Bedarf auf die oben beschriebenen Nahrungsergänzungsmittel zurückgreifen, tun Sie viel für den Schutz Ihrer DNA. Verfeinern können Sie die Nährstoff- beziehungsweise Wirkstoffpalette noch mit nachfolgenden Heilpflanzen.

Auch hierbei sollten Sie mit Bedacht und nicht nur auf Verdacht vorgehen. Erst kommt die richtige und gesunde Ernährung, und dann folgen – gut überlegt – die Nahrungsergänzungsmittel und/oder die Verwendung von Heilpflanzen.

Baldrian

Baldrian zählt zu den bekanntesten Beruhigungs- und Schlafmitteln. Sein charakteristischer Geruch kommt von der Isovaleriansäure, die beim Trocknen des Wurzelstockes, aus dem man die Baldrianmittel herstellt, freigesetzt wird. Neben der traditionellen Verwendung bei Schlafstörungen und allgemeiner Nervosität kommt Baldrian auch bei nervös bedingten krampfartigen Schmerzen im Magen-Darm-Trakt oder nervösem Herzklopfen zum Einsatz.

Baldrian wird in verschiedenen Formen angeboten, zum

Beispiel als Tee, Tinktur oder in Kapseln. Die Dosierung richtet sich daher nach der Darreichungsform. Beachten Sie bitte die Gebrauchsanweisung!

Chinesischer roter Reis

Roter fermentierter Reis wird seit Jahrhunderten zum Färben von Lebensmitteln und als Heilmittel bei Leber- und Kreislauferkrankungen verwendet. Er enthält Monacolin, einen Wirkstoff, der dem Cholesterinsenker Lovastin gleicht und der als Extrakt aus dem roten Reis gewonnen wird. Monacolin zählt hierzulande zu den neuen Naturprodukten. Es senkt nicht nur das »schlechte« LDL-Cholesterin, sondern auch den Triglyceridespiegel, wobei das »gute« HDL-Cholesterin erhalten bleibt. Nebenwirkungen sind bisher nicht bekannt geworden. Die Kapseln der Monacolin-Präparate enthalten reines Monacolin und roten Reis. Nähere Informationen über die individuell zu bestimmende Dosis können Ihnen Naturheilpraktiker oder Ärzte, die Naturheilverfahren anwenden, geben. Nehmen Sie bereits synthetische Cholesterinsenker, müssen Sie auf jeden Fall mit dem behandelnden Arzt über Ihre Absicht, ein Monacolin-Präparat einzusetzen, sprechen.

Echinacea (Sonnenhut)

Seit 1950 ist wissenschaftlich erwiesen, dass die Wirkstoffe des Sonnenhutes, allen voran das Echinacin, gegen Bakterien wirken und die Abwehrkräfte des Körpers steigern. Die Pflanze stammt aus Amerika, wo einst die Siedler von nordamerikanischen Indianern ihre medizinische Verwendung lernten. Heute findet man den Sonnenhut mit seinen schönen rosa bis purpurroten Strahlenblüten in vielen europäischen Gärten. Und seine Wirkstoffe liefern uns eine wertvolle Medizin gegen Erkältungskrankheiten, ganz gleich, ob deren Erreger Viren oder Bakterien sind.

Obwohl man viele der Inhaltsstoffe dieser Heilpflanze kennt, sind noch nicht alle ihrer bioaktiven Substanzen bekannt.

Im Gegensatz zu Antibiotika haben Echinacea-Mittel keine Nebenwirkungen und können auch über einen längeren Zeitraum eingenommen werden; wobei Antibiotika bei der Behandlung von virusbedingten Erkältungen ohnehin keine Rolle spielen.

Selbst eine perfekte gesunde Ernährung schützt uns nicht rund ums Jahr vor Husten, Schnupfen und Heiserkeit, sodass Echinacea als natürliches Heilmittel eigentlich in keinem Haushalt fehlen sollte.

Ginkgo biloba

Vor 150 Millionen Jahren war der Ginkgobaum, der zu den ältesten Pflanzen unserer Welt zählt, wahrscheinlich auch in Europa verbreitet. Während der Eiszeit starb er jedoch in dieser Region aus, während einige Baumbestände in China überlebten.

Der Baum ist zweihäusig, das heißt, es gibt eine männliche und eine weibliche Pflanze. Die weibliche Pflanze trägt Früchte, die man Ginkgonuss nennt, obwohl sie botanisch gesehen keine Nuss ist.

Die Blätter des Ginkgobaums enthalten Flavonolglykoside, Ginkgolide und Bilobalide, die sich als höchst wirkungsvolle Inhaltsstoffe erwiesen haben. Der aus den Blättern gewonnene Extrakt wird zur Förderung der Durchblutung und zur Behandlung von Hirnleistungsstörungen verwendet, zum Beispiel hat man damit im frühen Stadium der Alzheimer-Krankheit gute Erfahrungen gemacht.

Für Personen, die so genannte Blutverdünner einnehmen, ist der Ginkgo-Extrakt nicht geeignet. Bei älteren Menschen leisten Ginkgo-Präparate gute Dienste, um Gedächtnis- und Konzentrationsstörungen zu lindern. Ob junge Menschen solch ein Präparat benötigen, wage ich zu bezweifeln. Ich denke, ihre meist durch Stress hervorgerufenen Konzentrationsstörungen lassen sich auf andere Art, zum Beispiel durch gezielten Stressabbau und bessere Planung, leichter beseitigen.

Die empfohlene Tagesdosis liegt bei 120 bis 240 Milligramm Gingko-Extrakt mit einem Gehalt von 22 bis 27 Prozent Flavonolglykoside.

Ginseng

Ginseng ist heutzutage ein sehr bekanntes Naturheilmittel, das zur Verbesserung der körperlichen und geistigen Leistungsfähigkeit eingesetzt wird. Den Inhaltsstoffen der aus dem möhrenförmigen Wurzelstock gewonnenen Tees oder Präparate schreibt man außerdem eine adaptogene – Stress abschirmende – Wirkung zu.

Die Wirkung des in Nordchina beheimateten Chinesischen Ginseng *(Panax ginseng)* wird am höchsten bewertet. Daneben gibt es noch andere Ginsengarten, die in Korea und in den USA, zum Beispiel im Bundesstaat Wisconsin, wachsen.

Von den Chinesen wird Ginseng seit mehr als 5000 Jahren verwendet. In der ältesten medizinischen Abhandlung der Traditionellen Chinesischen Medizin »Shen Nung Pen Tsao«, die 196 nach Christus geschrieben wurde, heißt es, dass es als Tonikum alle fünf inneren Organbereiche (Milz, Herz, Lunge, Nieren, Leber) begünstigt, und es »beruhigt den Geist, wirkt ausgleichend auf die Seele, verringert die Ängste, vertreibt böse Ausdünstungen, verleiht den Augen Glanz, öffnet das Herz und verbessert die Auffassungsgabe …« Können wir das nicht alles als Unterstützung in unserem modernen Leben gebrauchen?

Die Hauptwirkstoffe nennt man Ginseoside, deren Anteil in den handelsüblichen Präparaten etwa fünf Prozent betragen sollte. Kaufen Sie nur Ginseng-Präparate, die von renommierten Herstellern stammen (fachkundige Beratung gibt es in der Apotheke oder im Reformhaus). Nehmen Sie Ginseng nach Gebrauchsanweisung, und halten Sie sich an deren Empfehlungen, die zum Beispiel darauf hinweisen, dass Ginseng in Kombination mit Koffein Nervosität hervorrufen kann.

Anmerkung: Beim Sibirischen Ginseng handelt es sich um eine andere Pflanze (botanischer Name: *Eleutherococcus senticosus*), die eine ähnliche Stress abschirmende Wirkung wie der Chinesische Ginseng besitzt. In der Traditionellen Chinesischen Medizin wird sie zur Behandlung von Arthritis, Bronchitis, Lungenerkrankungen, Bluthochdruck sowie zur Senkung des Cholesterinspiegels verwendet. In Deutschland und den angrenzenden Ländern bevorzugt man jedoch den seit vielen Jahrzehnten verwendeten Chinesischen Ginseng.

Johanniskraut

In Mitteleuropa wächst Johanniskraut wild an Wegrändern oder in lichten Wäldern. Die Pflanze, von der die oberirdischen blühenden Pflanzenteile zum Heilmittel verarbeitet werden, spielte schon in der griechischen Medizin der Antike eine bedeutende Rolle. Auch in der europäischen Volksmedizin ist Johanniskraut seit Jahrhunderten als Heilpflanze bekannt.

Traditionell wendet man Johanniskrautöl äußerlich bei Verletzungen und leichten Verbrennungen an. Innerlich findet es als Tee oder Tinktur bei Magen-, Darm- und Gallenbeschwerden sowie bei Nervosität und manchen Nervenleiden oder Depressionen Verwendung.

Über die Wirkungsweise des Krautes sind sich die Forscher im Detail noch nicht einig. Manche Studien besagen, dass die Inhaltsstoffe Einfluss auf die Serotonin-Melatonin-Konzentration des Körpers haben und dass von daher ihre Wirkung bei depressiver Verstimmung und Unruhe herrührt. Andere Studien sehen in dem im Johanniskraut enthaltenen Enzym Monoaminoxidase (MAO), das den Abbau von Serotonin, Noradrenalin und Dopamin hemmt, den aktivsten Wirkstoff.

Als Hauptwirkstoff galt früher allein das Hypericin, heute weiß man, dass noch eine andere Substanzgruppe, zu der

Hyperforin zählt, entscheidend für die heilsame Wirkung des Johanniskrauts ist.

Die Dosierung richtet sich nach der Darreichungsform (Tee, Tinktur, Öl usw.) und dem Verwendungszweck. Beachten Sie bitte unbedingt die Gebrauchsanweisung.

Kava Kava

Bei den Eingeborenen von Polynesien (der Heimat dieser Pflanze) wird Kava Kava seit Jahrhunderten als berauschendes Getränk mit stimmungsaufhellender Wirkung verwendet. Die auch als Rauschpfeffer bezeichnete strauchartige Pflanze besitzt einen gewaltigen Wurzelstock, aus dem ein Extrakt hergestellt wird. Das Gewächs wurde 1772 von dem berühmten Kapitän James Cook auf seiner zweiten Reise entdeckt.

Kava Kava wird in Form von Fertigpräparaten zur Behandlung von Angst-, Spannungs- und Unruhezuständen eingesetzt. Auch als Schlafmittel und gegen Wechseljahrsbeschwerden findet es Verwendung.

Die wirksamen Stoffe sind Kavalactone, die in einer Tagesdosis von 60 bis 120 Milligramm empfohlen werden. Höhere Dosierungen sollte man mit dem Arzt absprechen. Auf keinen Fall geeignet ist Kava Kava während der Schwangerschaft und Stillzeit!

Knoblauch

Der zu der Familie der Liliengewächse zählende Knoblauch ist ein Nahrungsmittel, ein Gewürz und ein Heilmittel. Dieser Alleskönner wird seit Jahrtausenden angebaut. Bereits

3200 Jahre vor Christus meißelten die alten Ägypter Informationen über diese Knolle in Stein. Und in Tutanchamuns Grab fand man Knoblauchzehen. Jahrtausende alte Nachweise über die medizinische Wirkung von Knoblauch findet man auch in Indien und China.

Im Knoblauch enthaltene Schwefelverbindungen verleihen diesem wohl gesündesten Gewächs der Welt seinen charakteristischen intensiven Duft. Wie Laborversuche zeigen, können diese Schwefelverbindungen mit dem Hauptbestandteil Allicin das Wachstum von Krebszellen bei Brust- und Prostatakrebs hemmen. Einige Studien beweisen, dass Knoblauch durch eine Verbesserung des Blutflusses in den kleinen Blutgefäßen hohen Blutdruck senken kann. Die ihm zugeschriebene günstige Wirkung auf den Cholesterinspiegel konnte bisher in Studien noch nicht bestätigt werden. Traditionell wird Knoblauch zur Förderung der Verdauung verwendet.

Die empfohlene Tagesdosis beträgt zwei Gramm frischer Knoblauch beziehungsweise eine Zehe. Knoblauchpräparate gibt es von vielen renommierten Herstellern, die auf den Beipackzetteln ausführliche Informationen liefern.

Mutterkraut

Duft und Blüten des aus Kleinasien stammenden Mutterkrauts ähneln der Kamille. Die Pflanze aus der Familie der Korbblütler wird in vielen Gärten als Zierpflanze gezogen und auch Fieberkraut oder Mutterkamille genannt. Die Inhaltsstoffe des seit über 2000 Jahren bekannten Heilkrauts wirken fiebersenkend, antiseptisch und krampflösend. Einst lag der Schwerpunkt der Verwendung im Fiebersenken, was in seinem englischen Namen Feverfew (wenig Fieber) zum Ausdruck kommt. Traditionell werden die Mutterkrautblätter auch als Mittel gegen Wehenschwäche eingesetzt, daher darf man sie in keiner Form – weder als Tee noch als Präparat – während der Schwangerschaft verwenden, da die Wirkstoffe vorzeitige Wehen und schlimmstenfalls eine Fehlgeburt hervorrufen können.

Im vergangenen Jahrhundert haben wissenschaftliche Studien gezeigt, dass die Wirkstoffe des Mutterkrauts die Freisetzung des körpereigenen Histamins hemmt. Histamin verstärkt nicht nur Migräne, sondern kleinste Mengen davon können Migräneanfälle auslösen. Daher kann man Mutterkraut sowohl zur Linderung der Migräneschmerzen als auch als wirksame Vorbeugung einsetzen. Der Hauptwirkstoff des Mutterkrauts ist Parthenolid. Um Migräne vorzubeugen, wird eine tägliche Dosis von 125 Milligramm Mutterkraut-Extrakt, die ungefähr 0,2 Prozent Parthenolid enthalten, empfohlen. Ihr Arzt kann auch eine andere Dosis verordnen.

Die meisten Schmerzmittel bekämpfen nur die Symptome, nicht die Ursachen. Die Kopfschmerzen der Migräne basieren in vielen Fällen auf einem zweistufigen Vorgang: Stress verursacht Muskelverspannungen in Nacken und Kopfhaut, dabei verkrampfen sich die Blutgefäße. Nach einiger Zeit erschlaffen sie. Mit jedem Herzschlag weitet das pulsierende Blut die Gefäße, was den charakteristischen pochenden oder hämmernden Schmerz verursacht. Die Heilpflanze Mutterkraut vermag, vielen Patienten zu helfen. Wer unter ständig wiederkehrenden Kopfschmerzen leidet, sollte auf jeden Fall einen Arzt zu Rate ziehen. Bei Migräneverdacht lohnt sich die Suche nach einem Migränespezialisten, der sich in Naturheilverfahren auskennt.

Sägepalme (Saw Palmetto)

Die Vergrößerung der Prostata und die damit verbundene Verlangsamung des Urinflusses gehören zu den weit verbreiteten Gesundheitsstörungen älterer Männer. Der Extrakt der Beeren der Sägepalme, der auch häufig unter dem englischen Namen der Pflanze angeboten wird (Saw-Palmetto-Extrakt), verstärkt und reguliert den Urinfluss. Viele Männer berichten, dass sich gleichzeitig die sexuellen Funktionen verbessern. Ob sich dies auf die günstige Wirkung auf die Prostata zurückzuführen lässt, weil das Gewebe rund um die Nerven abschwillt, oder ob es sich um einen Placebo-Effekt handelt, ist noch nicht geklärt.

Störungen beim Urinfluss sollten jeden Mann zu einem Arztbesuch veranlassen, um eine bösartige Prostatavergrößerung auszuschließen, die nicht mit Saw-Palmetto-Extrakt behandelt werden kann.

Als Heilmittel hat die Sägepalme, deren ursprüngliche Heimat in Florida, Südkarolina, Mittelamerika und Westindien liegt, eine lange Tradition. Die Mayas nutzten die Blätter der Pflanze als Umschlag oder Wickel zur Behandlung von Wunden, Magenschmerzen und Ruhr. Amerikanische Indianer aßen die Beeren und setzten sie bei Männern zur Behandlung von urinalen Beschwerden und Impotenz ein.

Die bioaktiven Stoffe der Sägepalme sind noch weitgehend unbekannt, die Standards der Hersteller beziehen sich auf den Gehalt der Fettsäuren und Sterine (in Pflanzen- und Tierzellen vorhandene, kompliziert gebaute chemische Verbindungen). In den handelsüblichen Präparaten sind diese wertvollen Inhaltsstoffe mit einem Anteil von 85 bis 95 Prozent vertreten. Richten Sie sich bei der Dosierung nach der Gebrauchsanweisung, oder halten Sie sich an die Anordnung Ihres Arztes.

8 Entdecken Sie die Welt der Früchte und Kräuter

Es gibt ungefähr 150 000 essbare Pflanzen auf der Welt. Auf dem Speiseplan der frühzeitlichen Jäger und Sammler standen etwa 800 Pflanzenarten. In diesem Buch kommen rund 60 Pflanzen vor, um die Farben-Diät abwechslungsreich und schmackhaft zu gestalten. Auf die 800 Arten unserer Vorfahren bringt es in unseren Zeiten wohl niemand, doch bei mehreren Portionen Pflanzenkost pro Tag lohnt es sich schon, die ganze Bandbreite der Möglichkeiten zu nutzen.

Nutzen Sie die Vielfalt der Früchte und Kräuter

Diesen Rat gebe ich Ihnen nicht nur, um Abwechslung in Ihren Speiseplan zu bringen, sondern vor allem auch, weil ich sicherstellen möchte, dass Sie aus jeder Farbgruppe das Passende finden. Schließlich wissen Sie ja jetzt, welche Bedeutung die verschiedenen Farben für Ihre Gesundheit haben (im zweiten Teil des Buches erfahren Sie noch viel mehr darüber).

Das Obst und Gemüse, das ich auf den vorhergehenden Seiten erwähnt habe, finden Sie in jedem einigermaßen gut geführten Supermarkt. Es gehört gewissermaßen zum Standardangebot, während dies auf die exotischen Früchte, die ich im Folgenden beschreibe, nicht so hundertprozentig zutrifft. Viele Menschen kennen diese Früchte vom Ansehen, sie trauen sich aber nicht, sie in der eigenen Küche zu verwenden. Aber glauben Sie mir, sie schmecken wirklich gut und enthalten die gesunden Pflanzenstoffe zum Teil in stattlicher Menge.

Seien Sie mutig, probieren Sie einfach mal eine Frucht nach der anderen aus. Verfahren Sie genauso mit den Kräutern, Gewürzen und Nüssen, die im Anschluss an die Früchte beschrieben werden.

Und denken Sie daran: Mit fünf bis sieben Portionen Obst und Gemüse müssen sie sich nicht durch einen riesigen Berg »Grünzeug« futtern, denn die Portionen sind ja klein. Hier nochmal zur Erinnerung die Mengen:

Eine Portion	Obst-/Gemüsesorten (Beispiele)
1 Stück von mittelgroßen Früchten	Äpfel, Bananen, Birnen, Orangen, Pfirsiche
2 Hand voll von kleinen Früchten	Brombeeren, Erdbeeren, Himbeeren, Heidelbeeren, Johannisbeeren, Stachelbeeren
5 Stück Trockenobst	Apfelringe, Aprikosen, Datteln, Pflaumen
1 Hand voll von rohem, ungeputztem Salat oder Gemüse	Blattsalate, Kohl, Spinat, Grüne Bohnen, Brokkoli

Nährstoffreiche, schmackhafte exotische Früchte

In gut sortierten Supermärkten und gut geführten Gemüseläden finden Sie die nachfolgenden Früchte mit einiger Sicherheit. Sie stammen aus den tropischen und subtropischen Regionen unserer Erde und sind trotz der anfallenden Transportkosten relativ preiswert, weil die Nachfrage in den letzten Jahren deutlich gestiegen ist.

Avocado

Farbgruppe: gelb/grün

Was die wertvollen Inhaltsstoffe betrifft, nimmt die Avocado unter den Früchten sowohl einen der ersten Plätze als auch eine besondere Stellung ein. Aufgrund ihrer grünen Farbe enthält sie mehr Lutein als jede andere Frucht. Außerdem birgt sie reichlich Glutathion und Phytosterine in sich. Beides sind Stoffe, denen man nicht nur eine vor Krebs schützende Wirkung zuschreibt, sondern die auch die Aufnahme von Cholesterin hemmen. Ähnlich wie die Olive enthält die Avocado die »richtigen« ungesättigten Fettsäuren, und sie ist in der Kombination mit anderen Früchten und vielen Gemüsesorten – genau wie Olivenöl – ein hervorragender Geschmacksverstärker. Avocado, die auch Butterfrucht genannt wird, kann – zerkleinert – ausgezeichnet anstelle von fertigen Salatdressings, Öl, Mayonnaise oder Margarine verwendet werden.

Die einheimische Bevölkerung von Zentral- und Südafrika nennt die Avocado traditionell »Hodenfrucht« und schreibt ihr die Wirkung eines Aphrodisiakums zu. Doch diese spezielle Kraft der wohlschmeckenden Früchte ist wissenschaftlich nicht erwiesen.

Die Anbauländer der Avocado liegen je nach Sorte in den tropischen und subtropischen Klimazonen. Wichtige Exportländer sind beispielsweise Kalifornien, Florida, Neuseeland und Südafrika. Zu den bekanntesten Sorten zählt die Sorte »Hass«, deren runzelige, warzige Schale sich bei Vollreife dunkel, fast schwarz färbt. Die ganzjährig aus verschiedenen Ländern, zum Beispiel Israel, Spanien und Südafrika, importierte Sorte zeichnet sich durch ihren ausgeprägten Nußgeschmack aus. Dank ihrer besonders sahnig-cremigen Konsistenz lässt sie sich sehr leicht pürieren. Will man Scheiben schneiden oder Kugeln ausstechen, empfiehlt sich die Sorte »Fuerte«, die eine dünne, glatte, sattgrüne Schale besitzt.

Die Sorten unterscheiden sich im Fettgehalt. Je höher dieser ist, umso cremiger und geschmacksintensiver ist das Fruchtfleisch. Fettgehalt der drei sehr gängigen Sorten: »Hass« mit 18 bis 23 Prozent und »Fuerte« mit 18 bis 26 Prozent Fettgehalt sind ganzjährig erhältlich. Die magerste Sorte »Ettinger« mit etwa neun Prozent Fettgehalt gibt es nur von September bis Dezember.

Feigen

Farbgruppe: rot/purpur

Weltweit am gängigsten sind die dunkelvioletten Sorten, die ihre volle Reife erlangt haben, wenn sie keine grünen Stellen mehr aufweisen. Sehr selten findet man in normalen Geschäften die grünen Sorten, die auch im reifen Zustand grün bleiben, oder goldgelbe Sorten.

Bevor in Europa im Verlauf des 16. Jahrhunderts der aus Zuckerrohr hergestellte Zucker sich zum alltäglichen Gut entwickelte, spielte die Feige als Süßungsmittel eine bedeutende Rolle. Um den Feigenbaum ranken sich viele Legenden. So erzählt zum Beispiel die Bibel von den Feigenblättern, mit denen Adam und Eva ihre Blöße bedeckten, und vom Feigenbaum, den Jesus verdorren ließ.

Diese zuckersüße, kohlenhydrat- und kaliumreiche Frucht führt dem Körper rasch und effizient Energie zu. In ähnlicher Form wie unsere modernen Energiedrinks wurden Feigen als Trainingsnahrung den Athleten der Olympischen Spiele des alten Griechenlands gereicht. Und im Siegerkranz der Gewinner befanden sich Feigenblätter.

Die griechischen Ärzte der Antike betrachteten die Feige mit ihrem süßen, saftigen, zahlreiche winzige Samenkerne enthaltenden Fruchtfleisch als einen enormen Energiespender. Ganz so weit folge ich dieser Ansicht nicht, aber als natürliches Süßungsmittel und kleine Leckerei bildet die Feige einen wertvollen Bestandteil unserer Nahrungspalette.

Getrocknete Feigen befriedigen als kleine Zwischenmahlzeit oder Beilage unser Bedürfnis nach Süßem. Frische Feigen schmecken ausgezeichnet zu Herzhaftem wie hauchdünn geschnittenem rohem Schinken oder zu würzigem Käse. Getrocknet eignet sich die Frucht ausgezeichnet zum Backen, und sie lässt sich mit fast allen Nahrungsmitteln kombinieren, seien es Fleisch, Geflügel, Fisch, Gemüse oder andere Früchte. Ob frisch oder getrocknet, als nährstoffreiches, natürliches Süßungsmittel lässt sich die Feige vielfältig einsetzen.

Granatapfel
Farbgruppe: rot/purpur

Der Granatapfel, auch Purpurapfel oder Apfel des Paris genannt, stammt aus Persien, gelangte aber bereits in der Antike nach China, Indien und in den gesamten Mittelmeerraum. In deutschsprachigen Ländern wird diese Frucht in der Regel von Juli bis Februar angeboten; die Importe kommen zum Beispiel aus Spanien, der Türkei, aus Israel oder Peru.

Die Frucht ist rund, aber mit leichten Kanten, und wiegt 300 bis 500 Gramm. Die sehr feste, gelbgrüne bis dunkelviolette Schale kann mehrere Millimeter dick sein; an der Fruchtspitze geht sie in ein charakteristisches Krönchen über. Bei reifen Früchten glänzt die Schale und ist dunkelrot bis violett.

In den ähnlich wie Orangenschnitze angeordneten Samenkammern liegen die unzähligen, durchscheinend wirkenden Samen, von denen jeder einzelne von dem hellrosafarbenen bis dunkelroten Fruchtfleisch umhüllt ist. Das frisch duftende Innere der Frucht schmeckt süß-säuerlich und ist leicht adstringierend.

Nicht essbar sind die ledrige Schale sowie die gelblichen bis weißlichen Zwischenhäute der Samenkammern (sie schmecken bitter).

Den Granatapfel kann man auslöffeln wie eine Grapefruit. Oder man nimmt das Fruchtfleisch samt der Samenkerne heraus und verwendet es für Salatdressings, Grillmarinaden, Desserts, Sorbets oder Drinks. Um nur den wohlschmeckenden Saft zu gewinnen, rollt man am besten die Frucht ein paarmal auf der Arbeitsplatte hin und her, um das Innere zu lockern. Dann schneidet man sie quer durch und presst sie wie eine Orange aus. Oder man löst die Kerne und das Fruchtfleisch aus den Kammern und gibt die Fruchtmasse in ein Sieb, das in einer Schüssel hängt, und drückt sie mit dem Löffelrücken aus. Den Saft kann man pur trinken, in Cocktails und Shakes mischen oder wie das Fruchtfleisch verwenden.

Guave

Farbgruppe: orange/gelb

Je nach Sorte ist die Schale der birnen- oder apfelförmigen Guave hell- bis dunkelgrün oder gelb bis grüngelb. Ihr Fruchtfleisch ist weiß, gelb, grüngelb oder leuchtend rosa und schmeckt süß-säuerlich wie eine Mischung aus Birne, Quitte und Feige. Wild wachsende Guaven besitzen oft ein körniges Fruchtfleisch, während es bei kultivierten Früchten glatt ist.

Die an Pflanzenstoffen sehr reiche Frucht kann man wie jedes andere Obst roh essen oder klein geschnitten süßen und herzhaften Salaten hinzufügen. Püriert gibt man sie in süße Suppen, Fruchtsaucen, cremige Desserts oder in Drinks. Als gedünstetes Kompott schmeckt sie genauso ausgezeichnet wie eingekocht als Gelee oder Konfitüre.

Kaki

Farbgruppe: orange

Die Kaki, die man auch chinesische Quitte nennt, zählt in Nordchina, Südkorea und Japan zu den ältesten Kulturpflanzen. In Japan besitzt sie noch heute die gleiche Bedeutung wie bei uns der Apfel. In die mediterranen Länder wie Frankreich, Spanien und Italien gelangte die Frucht im 19. Jahrhundert. Abhängig von der Jahreszeit kommen die Früchte aus verschiedenen Ländern auf den deutschsprachigen Markt.

Die Kaki sieht aus wie eine große goldgelbe oder orangerote Tomate mit auffallend breiten, kräftigen Kelchblättern am Stielansatz. Das orangerote bis dunkelrote, geleeartig weiche Fruchtfleisch ist in acht sternförmig angeordnete Kammern unterteilt, in denen sich jeweils ein essbarer Kern befindet. Während das Fruchtfleisch nach einer Mischung aus Pfirsich und Aprikose schmeckt, besitzt die dünne Schale einen nicht so guten Geschmack; man sollte sie (wie bei einer Tomate) abziehen. Kakis schmecken roh, mit etwas Zitrussaft oder Orangenlikör beträufelt, am besten. Man kann sie aber auch zu Marmelade verarbeiten.

Anmerkung: In den Supermärkten findet man unter der Bezeichnung Kaki meist nicht die ursprüngliche Kaki, sondern deren Weiterzüchtung: die Sharonfrucht oder Sharon. Diese Frucht ist kernlos, und man kann die Schale mitessen. Äußerlich unterscheidet sie sich von der echten Kaki nur durch zwei Längsfurchen, die vom Stielansatz ausgehen, und durch den Glanz der Schale. Die Sharonschale wirkt wie poliert, während die Schale der Kaki matt – wie von Reif überzogen – ist.

Karambole/Sternfrucht
Farbgruppe: gelb/grün

Portugiesische Händler brachten diese einzigartig geformte Frucht von Indien nach Afrika und Südamerika. Das liegt einige Jahrhunderte zurück. Inzwischen wächst sie in allen tropischen Ländern.

Die bis zu 12 Zentimeter lange Frucht hat fünf Längsrippen, die quer geschnitten die dekorativen fünfzackigen Sterne bilden. Die grünlich-gelbe bis sattgelbe Schale birgt das süß-säuerliche, knackige Fruchtfleisch. Richtig reif und wohlschmeckend sind die Früchte, wenn die Schale bernsteinfarben ist und die Spitzen der Längsrippen leicht bräunlich sind. Unreife Früchte sind sehr sauer und wegen ihres hohen Oxalgehaltes für Herz-, Nieren- und Rheumakranke nicht geeignet.

Kiwi
Farbgruppe: gelb/grün

Das smaragdgrüne Fruchtfleisch mit dem hellen Strunk in der Mitte, um den sich kleine schwarze Samenkerne drängen, schmeckt süß und zugleich leicht säuerlich wie eine Mischung aus Erdbeeren und Stachelbeeren. Die ungenießbare Schale ist bräunlich und behaart. Von reifen Früchten lässt sie sich leicht abziehen.

Die Heimat der Kiwi liegt in China, in den Tälern des Yangtse, wo man sie Yang tao – Affenpfirsich – nannte, weil sie zu den durststillenden Lieblingsfrüchten der dort lebenden Affen zählt. Die chinesischen Kaiser und der Adel schätzten das grüne Fruchtfleisch als Delikatesse. Kenntnis von der Frucht erhielt man in Europa erst Mitte des 19. Jahrhunderts, als 1847 ein Forscher der Royal Horticultural Society einige Früchte nach England schickte. Nach 1900 gelangten dann auch Samen nach England. Ab 1904 begann der Export der Früchte von China in die USA.

Der Neuseeländer James McGregor brachte um 1906 Samen von China nach Neuseeland, wo man vier Jahre später die erste Ernte einbrachte und die Frucht Kiwi taufte. (Kiwi ist ein kleiner neuseeländischer Laufvogel mit rundlichem Körper und braunem Gefieder.)

In Deutschland und den umliegenden Ländern tauchten

die neuseeländischen Kiwis erstmals nach dem Zweiten Weltkrieg auf. Es dauerte eine ganze Weile, bis die Frucht sich durchgesetzt hatte, doch heute ist sie weltweit beliebt und wird nicht nur in Neuseeland, sondern auch in den USA (vor allem in Kalifornien), in Italien, Südfrankreich, Griechenland, Spanien, Israel, Japan, Australien und Chile angebaut und von dort aus in alle Welt exportiert. Daher ist sie das ganze Jahr über erhältlich.

Als Snack oder Dessert aus der Schale gelöffelt, in Scheiben süßen oder herzhaften Salaten beigefügt, zu Kompott oder Konfitüre gekocht, bietet sich diese kalorienarme, nährstoffreiche Frucht zur regelmäßigen Verwendung im Rahmen einer gesunden Ernährung an.

Rohe Kiwis enthalten das Eiweißenzym Actinidin, das Milchprodukte wie Frischkäse oder Joghurt bitter macht. Will man Kiwis in Verbindung mit Milchprodukten verwenden, sollte man die geschälten Kiwis mit kochendem Wasser übergießen und zwei Minuten darin ziehen lassen. Dadurch wird die Wirkung des Actinidins aufgehoben.

Kumquat

Farbgruppe: orange/gelb

Die Kumquat oder Zwergorange stammt aus den Bergwäldern Südchinas, wird heute aber in allen subtropischen Regionen, in denen andere Zitrusfrüchte angebaut werden, kultiviert.

Die 2,5 bis vier Zentimeter großen, orangefarbenen bis goldgelben Früchte wachsen auf dicht verzweigten, bis zu 1,5 Meter hohen Sträuchern. Die süß-säuerliche, aromatische, leicht bitter schmeckende Frucht wird im Ganzen verzehrt. Die angenehme Süße dieser Miniorange kommt bei vollreifen – gleichmäßig orangerot gefärbten – Früchten am intensivsten zum Vorschein. Die eiförmigen, etwa dattelgroßen Kumquats schmecken aromatischer als die kugeligen.

Verwendung findet diese Zitrusfrucht als Obst zum Rohessen (die Schalen sind unbehandelt!) sowie als Kompott und Konfitüre. In Scheiben geschnitten und kurz gedünstet, bilden sie eine äußerst schmackhafte Beilage zu Fisch, Ente oder Wild.

Litschi

Farbgruppe: rot/purpur

Die Litschi, die man auch chinesische Haselnuss nennt, stammt aus Südchina. Bekannt wurde sie als Nachspeise in Chinarestaurants. Das feste, wie Perlmutt schimmernde, saftige Fruchtfleisch, dessen Geschmack an Erdbeeren erinnert, reichte man in der Anfangszeit dieser Restaurants meist zusammen mit Orangen- oder Tangarinenscheiben.

Bis vor etwa 25 Jahren wurde die Litschi nur in Dosen importiert. Heute findet man von September bis Mai die frischen Früchte in gut sortierten Supermärkten. Je nach Jahreszeit kommen sie aus Südafrika, Thailand oder Israel auf den europäischen Markt. Angebaut werden sie in vielen subtropischen Regionen, traditionell in China, außerdem zum Beispiel auch in Indien, Japan, auf den Hawaii-Inseln, in Südafrika, Kenia, Brasilien, Australien und Florida.

Die frische, im Durchmesser zwei bis vier Zentimeter große Litschi ist von einer harten, kirschroten bis rotbraunen

Schale umgeben. Die mit winzigen, stumpfen Stacheln besetzte Schale ist ebenso wenig essbar wie der dicke, etwa zwei Zentimeter große Samen im Inneren der Frucht.

Litschis – ob frisch oder aus der Dose – schmecken nicht nur roh ausgezeichnet, sondern auch erhitzt in Chinagerichten und zu Geflügel.

Mango

Farbgruppe: orange

Der hohe Gehalt an Beta-Karotin bestimmt die klare Zuordnung zur Farbgruppe orange. 100 Gramm Mango enthalten ungefähr 4000 IE.

Die rundliche, herz- oder eiförmige Frucht wurde bereits vor über 4000 Jahren in Indien angebaut. Sie wächst auf breitkronigen Bäumen, die bis zu 40 Meter hoch werden und deren Wurzeln gut sieben Meter tief in die Erde hineinwachsen. Die indischen Hindus betrachten den Mangobaum seit jeher als Symbol der Liebe und Fruchtbarkeit. Frisch verheirateten Paaren hängt man Mangozweige an die Haustür, damit Glück und Segen in das Heim einkehrt und das Paar viele Kinder bekommt. Rund 400 Jahre vor Christus hatte sich die Mango in ganz Asien verbreitet. Nach Europa gelangte sie im 16. Jahrhundert.

Mangos gedeihen in den tropischen und subtropischen Klimazonen unserer Erde und sind das ganze Jahr über erhältlich. Die Importe kommen zum Beispiel aus Thailand, Florida, Mittel- und Südamerika, Westindien, Afrika oder Israel.

Die Schale der Mango fühlt sich wie Wildleder an und ist nicht essbar. Ihre Farbe reicht von Grün über Gelb bis Orange und Rot. Häufig findet man mehrfarbige Früchte, wobei die Schalenfarbe weder für die Qualität noch für den Reifezustand eine Rolle spielt. Unansehnliche »fleckige« Früchte, die als Zeichen der Reife intensiv den typischen Mangoduft verströmen, schmecken oft aromatischer als die perfekt und wie poliert aussehenden Exemplare.

Das saftige, orangefarbene oder sattgelbe Fruchtfleisch kann je nach Sorte faserig und sehr fest sein. Will man die Mango roh essen oder gewürfelt beziehungsweise in Scheiben Gerichten beifügen, sollte man faserfreie Sorten nehmen, zum Beispiel die Sorte »Haden« aus Hawaii und Südafrika, »Nam dok mai« aus Thailand oder »Manila« beziehungsweise »Caraboa« von den Philippinen. Zum Pürieren für Saucen, Cremes, Drinks oder Chutneys kann man auch die faserigen Sorten wie »Tommy Atkins« verwenden.

Die Mango enthält ein Eiweiß spaltendes Enzym, das sich – gemeinsam mit ihrem hohen Ballaststoffanteil – günstig auf die Verdauung auswirkt. Das Enzym ist vergleichbar mit dem Eiweißspalter Papain, der sich in der Papaya findet.

Papaya
Farbgruppe: orange

Die Herkunft der Papaya liegt im Dunklen. Vermutlich stammt sie aus Mexiko und Mittelamerika, wo sie von Indios kultiviert wurde. Im 16. Jahrhundert gelangte sie über Manila in andere tropische Regionen der Erde. Heute wird die Papaya weltweit in den Tropen und wärmsten Teilen der Subtropen angebaut. Im deutschsprachigen Raum werden die rundlichen, ei- bis birnenförmigen Früchte ganzjährig zum Beispiel aus Brasilien, Costa Rica, Kenia oder Thailand importiert. Papayas schmecken nur, wenn man sie ausgereift pflückt, daher ist ihr Transport problematisch und wird per Flugzeug durchgeführt, was sich auf den Preis niederschlägt. Reife Papayas tragen eine grüngelbe oder eine grüne Schale mit zahlreichen, deutlich sichtbaren Flecken. Die Schale unreif gepflückter Papayas ist bis auf ein paar gelbe Fleckchen grün und hart; diese Früchte reifen nicht wie beispielsweise Bananen geschmackvoll nach und sind so gut wie ungenießbar.

Die Schale kann man nicht essen. Das süße, butterweiche, kaum Fruchtsäure enthaltende, orangefarbene oder tiefgelbe Fruchtfleisch lässt sich vielseitig verwenden: roh als Obst, zerkleinert in Salaten aller Art, püriert für Suppen, Desserts oder Drinks, gekocht als Kompott oder Konfitüre. Die runden, schwarzen Samenkerne, deren Geschmack an Kresse erinnert, kann man zerdrückt oder gemahlen hervorragend zum Würzen von selbst angerührten Salatdressings verwenden.

Der milchig-rötliche Saft der rohen Papaya enthält Papain, ein Eiweiß spaltendes Enzym, das ähnlich wie das Verdauungsenzym Pepsin die Verdauungsprozesse begünstigt. Dieser Saft wird auch in zahlreichen Mitteln gegen Verdauungsbeschwerden verarbeitet.

Passionsfrucht
Farbgruppe: rot/purpur
Die Heimat der Passionsfrucht oder Purpur-Granadilla liegt in einem Gebiet, das vom Süden Brasiliens über Paraguay bis

zum Norden Argentiniens reicht. Heute kommen die Früchte ganzjährig aus Kenia oder vom Herbst bis zum Sommerbeginn aus Südamerika in die deutschsprachigen Länder.

Die purpurfarbene, bräunliche oder schwarzviolette, doppelwandige Schale dieser rundlichen Frucht umhüllt ein saftiges, süß-säuerliches, fast geleeartiges, orangefarbenes Fruchtfleisch, das zahlreiche essbare Samenkerne enthält. Der Geschmack des sehr aromatischen Fruchtfleisches erinnert an Aprikosen oder Guaven.

Reif und wunderbar süß ist die Passionsfrucht, wenn ihre Schale schrumpelig und unansehnlich ist. Früchte mit glatten Schalen sollte man bei Zimmertemperatur nachreifen lassen.

Als Snack oder Dessert löffelt man das Fruchtfleisch samt der Kerne aus der halbierten Frucht. Für Cremes oder Drinks püriert man das Fruchtinnere und streicht es durch ein Sieb.

Anmerkung: Neben der oben beschriebenen Passionsfrucht oder Purpur-Granadilla, die am häufigsten in den Supermärkten der deutschsprachigen Länder zu finden ist, gibt es noch die Süße Granadilla, die auch im Reifezustand eine glatte, tiefgelbe bis orangefarbene, wie hauchdünnes Porzellan wirkende Schale besitzt. Sie schmeckt ähnlich wie die Maracuja, die als Gelbe Passionsfrucht oder Gelbe Granadilla ebenfalls zu den Passionsfrüchten zählt. Reife, süß und aromatisch schmeckende Maracujas haben eine vollgelbe Farbe und sind leicht schrumpelig (nicht ganz so stark verschrumpelt wie die Purpur-Granadilla).

Nährstoffreiche, schmackhafte Kräuter und Gewürze

Kräuter und Gewürze verleihen Speisen nicht nur einen wunderbaren Geschmack, sondern sind auch reiche Nährstoffquellen. Wenn Sie die Vielfalt dieser Würzen nutzen, verzichten Sie gern weitgehend auf Salz, das bei uns meist in viel zu großen Mengen in den Speisen landet.

Wer einen Garten besitzt, kann die nachfolgend genannten Kräuter selber anbauen und frisch geerntet verwenden oder einfrieren. Manche der Kräuter wachsen auch hervorragend im Blumentopf auf der Fensterbank.

Müssen Sie die Kräuter kaufen, achten Sie auf preisgünstige – erntefrische – Angebote, die man im Sommer auf Wochen- und Bauernmärkten findet. Dann können Sie größere Mengen kaufen und als Vorrat einfrieren. So sind Sie in der Lage, aus dem Vollen zu schöpfen, ohne Ihren Geldbeutel für mickrige, schlaffe Kräuterbündelchen zu strapazieren. Eine ganze Reihe der Kräuter lässt sich auch ausgezeichnet getrocknet verwenden und problemlos mit frischen kombinieren.

Basilikum

Die buschig wachsende Pflanze gibt es in verschiedenen Sorten, wobei man in den Geschäften meist nur die großblättrigen bekommt. Wer Basilikum mag und seine Geschmacksabstufungen nutzen möchte, sollte sich auf die Suche nach Pflanzen oder Samen von Zitronen-, Anis- oder Kampferbasilikum machen. An sonnigen Plätzen gedeiht diese Gewürzpflanze im Garten oder Blumenkübel recht gut.

Kaufen Sie Basilikum als Bundware, müssen Sie es schnell verbrauchen, da seine weichen, grünen Blätter schnell verwelken. In winzigen Töpfen gekaufte Pflanzen sollten Sie in einen größeren Blumentopf umsetzen, auf eine sonnige Fensterbank stellen und gut feucht halten, dann können Sie eine ganze Weile davon ernten. Das Wachstum und die Verzweigung fördern Sie, indem Sie die jungen Triebspitzen abzwicken.

Als Faustregel gilt: Je kleiner die Blätter, umso aromatischer schmeckt das Kraut. Frisch schmeckt Basilikum nicht so intensiv wie gegart. Getrocknetes Basilikum kann man nur als Notlösung empfehlen, da es sehr viel Aroma verloren hat. Basilikum schmeckt nicht nur zum beliebten Mozzarella mit rohen Tomaten oder als Würze von Pastasaucen, sondern auch zu gegarten Gemüsen wie Kohlrabi, Zucchini, Auberginen, grünen Erbsen, Gurken oder Zuckerschoten. Und es passt zu Fisch und allen Geflügelarten.

Brunnenkresse

Diese Pflanze lässt sich leicht selber ziehen. Ihre größeren Blätter schmecken aromatisch und leicht herb, die kleinere sind noch nicht so würzig.

Brunnenkresse kann man roh – wie Gartenkresse – über jeden Salat streuen oder zu zahlreichen anderen Gerichten reichen. Sie passt gut zu Fisch, Meeresfrüchten, Geflügel oder zu Quark und zu vielen Gemüsen wie Spargel, Kohlrabi, Fenchel, Porree oder Stangensellerie.

Die Samen der Brunnenkresse, die man auch Wassersenf nennt, schmecken ähnlich wie Senfsaat und verleihen insbesondere Fisch- und Currygerichten einen reizvollen aromatischen Geschmack.

Brunnenkresse gilt traditionell als Mittel zur Blutreinigung und gegen Kopfschmerzen.

Frisch gekaufte Brunnenkresse welkt sehr schnell. In ein Glas mit Wasser gestellt und mit einer Plastikfolienhaube bedeckt, hält sie sich im Kühlschrank maximal zwei bis drei Tage. Da die Pflanze selbst im Blumentopf gut gedeiht (und dabei noch hübsch aussieht), lohnt es sich, dieses nährstoffreiche Gewächs selber zu ziehen.

Dill

Die alten Römer betrachteten Dill als Kraftspender und versorgten deshalb ihre Gladiatoren mit Gerichten, die dick mit Dill bedeckt waren.

Alle Teile der Pflanze mit den fiedrigen Blättern und den filigranen Doldenblüten enthalten ätherische Öle, die den typischen Dillgeschmack – leicht scharf, sehr würzig und fenchelartig – bewirken.

Die Bundware wirkt meist schon in den Geschäften schlaff, deshalb sollten Sie Dill nach Möglichkeit im Garten anbauen oder während der Saison einfrieren. Blühend – von Juni bis September – besitzt er das intensivste Aroma.

Dill wird traditionell an Quark, Gurkensalat und Kräutersaucen gegeben, passt aber auch ausgezeichnet zu allen Blattsalaten, Fisch, Meeresfrüchten und Schalentieren. Außerdem lässt er sich mit Gemüsen wie Kohlrabi, Blumenkohl, Erbsen oder Zucchini wunderbar kombinieren.

Estragon

Der aus Sibirien und der Mongolei stammende Korbblütler ist ein Gewürz der französischen Küche. Das würzige Kraut entfaltet sein ganzes Aroma erst beim Kochen, obwohl es nicht nur in gegarten Gemüse-, Fisch- oder Hühnchengerichten und Saucen schmeckt, sondern auch in kalten Speisen wie herzhaften Salaten oder Marinaden.

Verwenden Sie Estragon am besten frisch oder gefroren, da er beim Trocknen einen stattlichen Teil seiner Würzkraft verliert.

Minze

Es gibt rund zwanzig Minze-Arten, die man als Gewürz verwenden kann. Limonenminze schmeckt nach Zitrone, Apfel- und Ananasminze sind besonders mild und die weit verbreitete Grüne Minze besticht durch ihren frischen Geschmack.

Die allbekannte Pfefferminze fördert die Verdauung und hilft bei Magen- und Darmbeschwerden, die mit Blähungen oder Krämpfen einhergehen.

Ätherische Öle, deren wichtigster Bestandteil das Menthol ist, Flavonoide sowie Gerb- und Bitterstoffe sind die Hauptwirkstoffe der Minze.

Minze passt roh – oder in gegarten Gerichten zum Schluss kurz erhitzt – zu Süßem wie zu Herzhaftem. Die Palette reicht von Fisch und Huhn über Gemüse aller Art bis hin zu Kuchen, Desserts und Fruchtbowlen.

Oregano

Dieses Kraut, das auch Dost oder Wilder Majoran heißt, bekam seinen Namen von den Griechen der Antike: Oregano bedeutet »Freude der Berge«.

Das Kraut gehört zu den klassischen Gewürzen der mediterranen Küche und kann in jeder Form – frisch, getrocknet, gefroren – für unzählige Gerichte und zu Rohkost jeder Art verwendet werden.

Im Garten wächst der winterharte Oregano zu einem stattlichen Busch heran, der im Sommer hübsche violette Blüten trägt.

Peperoni und Chilischoten

Botanisch gesehen, gehören sowohl Peperoni als auch Chilischoten (kurz Chili genannt) zur gleichen Gattung, nämlich *Capsicum*. Doch wenn es um die Unterscheidung der Arten und Sorten geht und damit um die Bezeichnung, steht man vor einem Verwirrspiel. Die einen bezeichnen die langen, schlanken, milderen Sorten als Peperoni und die kleinen, rundlichen, scharfen Exemplare als Chili. Die anderen würfeln das Ganze bunt durcheinander. Und dann findet man im Handel noch Namen wie Pfefferoni.

Im Grunde genommen kann Ihnen dieser Namenswirrwarr egal sein, denn von der Gemüsepaprika (auch ein *Capsicum*-Mitglied) lassen sich die stets wesentlich kleineren Peperoni oder Chilischoten leicht unterscheiden. Für die Verwendung der kleinen roten, grünen, weißlich grünen und auch orangefarbenen Schoten sind die Inhaltsstoffe wichtiger.

Peperoni wie Chilischoten enthalten die Vitamine A und C in reichlicher Menge. Ihre Schärfe kommt von dem Inhaltsstoff Capsaicin, der die Produktion der Magensäure anregt und im Übermaß genossen Entzündungen im Verdauungstrakt hervorrufen kann. Von daher gesehen und zur Beurteilung der Würzkraft ist es wichtig, die Schärfe dieser Gewürzschoten einschätzen zu können. Dabei helfen ein paar Faustregeln:

- Das scharfe Capsaicin konzentriert sich hauptsächlich auf die Samen und die hellen Trennwände der Schoten. Schneidet man beides bei frischen oder getrockneten Schoten heraus, reduziert man die Schärfe.
- In der Regel sind die vollreifen roten Schoten schärfer als die unreifen grünen; orangefarbene schmecken meist mild.
- Je länger Peperonis oder Chilis mitgegart werden, umso intensiver nimmt das Gericht ihre Schärfe an.
- Achten Sie bei konservierten Schoten und bei Chiliprodukten wie zum Beispiel Saucen und Salsas auf die Angaben, die mehr oder weniger deutlich auf den Gläsern, Flaschen usw. stehen. Der heute häufig verwendete englische Begriff »hot« (heiß) in Verbindung mit der Produktbezeichnung oder -beschreibung weist immer auf eine intensive Schärfe hin.

Auch wenn Wissenschaftler herausgefunden haben, dass Chili beziehungsweise Peperoni die Produktion der Glückshormone, der Endorphine, steigert, sollten Sie mit diesem insgesamt sehr gesunden Gewürz beim Kochen nicht zu großzügig umgehen. Sie können die »heißen« Schoten für alles verwenden, was Schärfe vertragen kann, zum Beispiel gedämpfte Gemüse oder Gerichte mit Hülsenfrüchten. Allerdings sollte man für Kinder nicht mit diesen scharfen Gewürzschoten kochen.

Petersilie

Die Pflanze mit ihren sattgrünen, glatten oder krausen Blättern zählt zu den Klassikern der Küchengewürze. Die glatten besitzen einen intensiveren Geschmack als die krausen.

Da heutzutage wohl jeder Petersilie in der Küche – und sei es nur als Dekoration – einsetzt, muss man über die Verwendung nicht viel sagen. Beim Kochen, Trocknen oder Einfrieren geht ein Teil des Aromas verloren.

Der hohe Gehalt an Vitamin C und Flavonoiden macht die Petersilie zu einem wertvollen Bestandteil des Speiseplans.

Kaufen Sie Petersilie am besten im Topf, oder frieren Sie wenigstens den Rest eines handelsüblichen Bündels ein, auch wenn dabei etwas vom Geschmack verloren geht. In ein Wasserglas gestellt, behält dieses würzige Kraut sein Aroma höchstens zwei Tage.

Rosmarin

Rosmarin – ein Gewächs des Mittelmeerraums – ist Würzkraut und Heilmittel zugleich. Seine nadelförmigen Blätter enthalten ätherische Öle, Gerbstoffe (Rosmarinsäure) und Carnosolsäure, die in Kombination mit anderen Pflanzenstoffen wie Lycopin Krebszellen zerstören kann (diese Erkenntnis beruht bisher nur auf Laborversuchen). Die traditionelle Verwendung als Heilmittel gegen Schlaflosigkeit,

Haut-, Magen- und Darmleiden ist wissenschaftlich nicht erwiesen.

Dank seiner Inhaltsstoffe bildet der Rosmarin in der Küche – frisch oder getrocknet – ein wertvolles Gewürz, das nicht nur Gerichten einen feinen, charakteristischen Geschmack verleiht, sondern auch die Verdauung fördert.

Schnittlauch

Die Pflanze mit den röhrenförmigen Blättern und den hübschen rosavioletten Blüten passt zu allem, was herzhaft ist. Zu Süßem schmeckt Schnittlauch, dessen Inhaltsstoffe denen von Zwiebeln und Knoblauch ähneln, überhaupt nicht.

Am besten kommt das Geschmacksaroma des Schnittlauches zur Geltung, wenn man ihn roh – in feine Röllchen geschnitten – verwendet. Man kann ihn auch ganz zum Schluss in alle möglichen Gerichte geben. Aufkochen oder Aufwärmen sollte man aber vermeiden, da der Schnittlauch sonst seine aromatische Würze verliert und nur noch wie fade, gekochte Zwiebeln schmeckt.

Kaufen Sie einen kräftig gewachsenen Schnittlauchstock, von dem Sie recht lange ernten können. Achten Sie bei Bundware auf gleichmäßig grün gefärbte Röhren, die – in einen Gefrierbeutel verpackt – im Gemüsefach des Kühlschranks zwei, drei Tage frisch bleiben.

Thymian

Mit dem Auftauchen der mediterranen Küche in nationalen und internationalen Landen kam auch der Thymian als Würze in unsere Küchen. Bis dahin kannte man das Kraut eher als Heilmittel, das dank seiner Wirkstoffe (ätherisches Öl, Flavonoide) unter anderem bei chronischer Bronchitis, Keuchhusten und Magen-Darm-Beschwerden oder als entspannender Badezusatz verwendet wurde.

Die frischen oder getrockneten Blättchen des Thymians passen ausgezeichnet zu Kichererbsen, Linsen, Pilzen, Zucchini, Tomaten inklusive Tomatensaucen sowie zu Fisch und Meeresfrüchten. Das Würzkraut lässt sich auch gut mit anderen aromatischen Kräutern wie Basilikum, Oregano und Rosmarin kombinieren.

Ein kurzer Blick auf die Nüsse

Ohne Zweifel zählen Nüsse beziehungsweise Samen zu den Dickmachern. Tütenweise in Verbindung mit einer fettreichen Nahrung verspeist, führen sie dem Körper eine stattliche Kalorienportion zu, die sich schnell in Form von Fettpölsterchen niederschlägt.

Doch nehmen wir uns den Umgang mit Nüssen, wie er in asiatischen Ländern praktiziert wird, zum Vorbild, sieht die Kalorienbilanz erfreulicher aus. Der Grundsatz heißt hier: Wenig bringt viel. Das heißt zum Beispiel: Wenige Nüsse verleihen vielen Gemüsegerichten und Salaten einen wunderbaren Geschmack, vor allem, wenn man die Nüsse vorher in einer Antihaftpfanne ohne Fettzugabe leicht geröstet hat.

Die wertvollen Nährstoffe der Nüsse

Hält man die Mengen in engen Grenzen, muss man auf Nüsse nicht verzichten, zumal sie im Rahmen der Gesundheitsfarben-Ernährung eine schmackhafte und besonders nähr-stoffreiche Ergänzung sind.

Die Liste der wertvollen Inhaltsstoffe ist lang. Nüsse sind gute Quellen für Thiamin, Niacin, Phosphor, Zink und Folsäure. Manche sind besonders reich an Selen, Kupfer, Magnesium, Mangan und Vitamin E. Auch Flavonoide, also hochwirksame Antioxidantien, sind reichlich in Nüssen vertreten. Im Verhältnis zu ihrer Größe zählen Nüsse außerdem zu den besten Lieferanten pflanzlicher Proteine.

Nüsse sind keine Diätnahrung

Daran ändert das berechtigte Loblied auf die Inhaltsstoffe nichts: Nüsse sind und bleiben ein fettreiches Nahrungsmittel. Mehr als 75 Prozent ihrer Kalorien kommen aus ihrem Fettgehalt. Dabei handelt es sich hauptsächlich um einfach und mehrfach ungesättigte Fettsäuren, die im Gegensatz zu gesättigten Fettsäuren anscheinend nicht den Cholesterinspiegel erhöhen. Walnüsse und Mandeln sind reich an den für den Körper wichtigen Omega-3-Fettsäuren.

Wenn man allerdings bedenkt, dass schon bei zehn Mandeln 90 Kalorien und bei fünf Walnusskernen 130 Kalorien zu Buche schlagen, müssen Sie schon aufpassen, wie viele Nüsse in einer Hand landen.

Möchten Sie ein paar Pfund abnehmen, lohnt es sich schon, die Nüsse zu zählen, wobei Sie mithilfe eines Austauschverfahrens auch während der Abnehmzeit in den Genuss dieser wertvollen Proteinlieferanten kommen können. Tauschen Sie einfach Fleisch gegen Nüsse, denn 30 Gramm Fleisch entsprechen 30 Gramm Nüssen. Zum Beispiel machen 30 Gramm (= 18 Stück = rund 165 Kalorien) ohne Fett geröstete Cashewkerne Gemüse oder Salate zu einer wahren Delikatesse. Probieren Sie es einfach mal aus, mit Nüssen oder Mandeln zu würzen. Ihre Geschmacksknospen werden es genießen.

Falls Sie gerne Nüsse knabbern, sollten Sie Ihre Nussration auf einen kleinen Teller legen, denn den berühmten automatischen Griff in die Tüte und das fragende Staunen »Ach, schon leer?« kennen Sie ja gewiss. Ganz gleich, wie Sie die Nüsse verspeisen – ob pur oder als Geschmacksträger –, halten Sie sich an die Faustregel: Nicht mehr als 30 Gramm Nüsse pro Tag. Und die müssen Sie natürlich in Ihren persönlichen Kalorienbedarf einrechnen.

9 Die häufigsten Ernährungsirrtümer

Wenn ich mit meinen Patienten über ihr Essverhalten spreche, servieren mir viele garantiert irgendein Argument, das meinen Ratschlägen entgegensteht. Das eine haben sie von diesem Freund gehört, das andere von jenem, ja, sogar Ärzte werden zitiert. Ich nehme mir dann viel Zeit, um Details zu erklären und Fragen ausführlich zu beantworten. So lerne ich meine Patienten besser kennen, und sie fassen mehr Vertrauen in das Gesundheitsfarben-System und sind eher bereit, ihre Ernährung zu verändern. Manche Irrtümer, Fehleinschätzungen oder veraltete Ansichten in Bezug auf die Ernährung haben sich in den Köpfen der Leute schon wie Volksweisheiten festgesetzt. Einige der häufigsten Ernährungsirrtümer versuche ich nun auszuräumen.

Warum verwirren uns Informationen über unsere Ernährung?

Von leichter Uneinigkeit bis zu total gegensätzlichen Ansichten findet man alles, wenn man sich über die Ernährung informieren will. Warum gibt es da keine glasklaren Linien? Nun, jeder isst, also glaubt auch jeder, mitsprechen zu können. Die Medien, die Werbung, die Gelüste in uns weckt, selbst ernannte Diätpäpste mit einseitiger Betrachtungsweise und unser eigenes Wunschdenken sind die hauptsächlichen Geburtshelfer der Ernährungsirrtümer. Man verführt uns zum Beispiel zu glauben, man müsse nur eine »schlechte« Sache weglassen, und schon könnten wir munter weiteressen wie zuvor. Auch die weit verbreitete Meinung »Was mir gut schmeckt, schadet mit nicht« trägt ihr Scherflein zum Scheuklappen-Ernährungsblick bei.

Mit diesem Buch möchte ich Ihren Blick schärfen und Sie animieren, Ihre bisherige Ernährung als Ganzes kritisch zu betrachten. Die Bilanz wird so manchem Menschen zeigen, dass er sein gesamtes Essverhalten umkrempeln muss, um den gesundheitsschützenden Rückhalt in der Nahrung zu finden – den ich jedem wünsche. Vielleicht müssen Sie sich auch von einem oder mehreren nachfolgenden Ernährungsirrtümern verabschieden.

FdH lässt die Pfunde purzeln

Wenn Sie sich an den nicht sehr charmanten Spruch »Friss die Hälfte« halten, werden Sie hundertprozentig den Jo-Jo-Effekt am eigenen Leib erleben. Stellen Sie sich vor, ein großer Mann, dessen täglicher Kalorienbedarf bei 2500 Kalorien liegt, halbiert jede Portion seiner Nahrung, um auf 1250 Kalorien pro Tag zu kommen. Solch eine drastische Reduzierung wirkt nur kurze Zeit, denn der Körper und die Psyche spielen da nicht lange mit. Und eine Frau mit einem Kalorienbedarf von 1500 Kalorien wird mit 750 Kalorien nur Frust ohne Ende erleiden und nur sehr langsam abnehmen.

Die FdH-Methode hilft, wenn Sie an stressigen Tagen Ihr Kalorienkontingent kräftig überzogen haben und anschließend ein paar Tage Zurückhaltung üben, um die Wochenbilanz auszugleichen. Doch der oben erwähnte Mann wird seine verlorenen Pfunde nach der nächstbesten Stresssituation wieder da finden, wo sie vorher waren.

Um eine dauerhafte Gewichtsabnahme zu erreichen, darf man nicht nur einfach irgendetwas weglassen – und sei es »die Hälfte von allem«. Der einzige Weg zum Ziel führt über eine dauerhafte Veränderung des Essverhaltens, das heißt: Sie müssen die Art der Nahrung ändern, und daraus ergibt sich die Menge. Mit einer rein rechnerischen Kalorienhalbierung reduzieren Sie auch Ihre Gesundheit. Im Hinblick auf Ihre Lebensqualität muss Ihr Ziel sein, dauerhaft *und* gesund abzunehmen. Die Möglichkeit dazu bietet Ihnen das Gesundheitsfarben-System mit seinem Obst und Gemüse als gewichtigem Bestandteil der Ernährung.

Sie müssen nur das Fett weglassen ...

... dann nehmen Sie ab. Diesen Mythos setzten Ernährungsexperten vor gut zehn Jahren in die Welt. Untermauert wurde er von übereinstimmenden Feststellungen der Experten, dass in Ländern, in denen sich die Bevölkerung fettärmer ernährt, wesentlich weniger Herzerkrankungen, Krebs und Diabetes auftreten. 1988 erklärte die US-Gesundheitsbehörde, neben der Raucherentwöhnung sei die Reduzierung der Fettaufnahme die wichtigste Maßnahme, um die Gesundheit der Amerikaner zu verbessern. Dieser Aussage schlossen sich andere westliche Industrieländer willig an.

Die Lebensmittelindustrie reagierte darauf, indem sie reihenweise Produkte auf den Markt brachte, in denen sich kaum noch ein Fettmolekülchen fand. »Light« und »fettfrei« trommelte die Werbung den im doppelten Sinne abnahmewilligen Verbrauchern in die Ohren. Im Endeffekt kam nur das große Staunen. Während der Inhalt des Geldbeutels wegen der gesalzenen Preise dieser Produkte dahinschmolz, rührten sich die Fettpölsterchen am Leib der Übergewichtigen nicht von der Stelle.

Im Eifer des Antifett-Gefechts hatte man wohl übersehen, dass es wenig nutzt, sich nur eine Sache herauszupicken. Viele Menschen nahmen zwar bereitwillig die Low-Fat-Idee auf und verzichteten auf die aus Fett stammenden Kalorien. Sie achteten aber nicht auf all die anderen Kalorienbomben in ihrer Ernährung. Vor allem übersahen sie, dass auch die Light- und Superlight-Produkte immer noch eine Menge Kalorien in sich bergen.

Die Low-Fat-Welle rollt noch immer, doch zum Glück läuft sie in die – aus meiner Sicht – bessere Richtung: Wer nur die Fettaufnahme reduziert, nimmt nicht ab, wenn die Kalorienzufuhr – nährstoffmäßig ausgewogen – nicht an den individuellen Bedarf angepasst wird. Indem Sie Obst und Gemüse in Ihren Speiseplan integrieren, wird Ihnen das gelingen. Unabhängig von den gesundheitsfördernden Inhaltsstoffen der Pflanzenkost helfen ihre sättigenden Ballaststoffe, »Hungeranfälle« zu vermeiden. Je konsequenter Sie Schritt für Schritt dem Gesundheitsfarben-System folgen, umso weniger werden Sie zu den kalorienreichen Kuchen, Keksen oder Chips greifen.

Sie müssen nur den Zucker weglassen ...

... dann nehmen Sie ab. Das Kind, das man hier mit dem Bade ausschüttet, heißt »leere Kalorien«. Das sind Kalorien, die kaum Nährstoffe enthalten, aber einen sehr hohen Brennwert (Kaloriengehalt) besitzen. Darunter fällt nicht nur der raffinierte Zucker (und insgesamt alle so genannten einfachen Zucker), sondern auch das weiße Mehl beziehungsweise die daraus hergestellten Produkte. Auf derartige Kalorien zu verzichten ist im Prinzip eine gute Idee. Doch was nutzt sie, wenn jemand weiterhin Steaks mit dickem Fettrand, Hamburger und Vollfettkäse verspeist?

Außerdem bildet Süßes für viele Menschen ein Trostpflaster bei Stress und Frust. Was erleben diese Menschen, wenn sie eisern alle »leeren Kalorien« weglassen? Ja, sie nehmen ab, aber irgendwann schlagen die meisten Leute bei den verlockenden süßen »leeren Kalorien« wieder zu – und das Gewicht steigt wieder unbarmherzig an.

Einfach irgendeinen Bestandteil der gewohnten Nahrung wegzulassen funktioniert eben nicht, weil die Geschmacksknospen dabei auf die Dauer und vor allem in stressigen Situationen nicht mitspielen. Man muss ihnen Nahrung bieten, mit der sie einerseits geschmacklich dauerhaft zurechtkommen. Andererseits braucht der Körper nicht nur »leere« Energie (Kalorien), sondern die ganze Palette der Nährstoffe, um keine Gesundheitsschäden zu erleiden. Dass das Gesundheitsfarben-Ernährungssystem dies alles erfüllen kann, ist für Sie jetzt sicher kein Geheimnis mehr.

Eine zu geringe Kalorienaufnahme ...

... versetzt den Körper in einen Hungerzustand, wodurch die Gewichtsabnahme gestoppt wird. Das stimmt so nicht. Während einer Diät ist der Stoffwechselhaushalt des Körpers in der Lage, sich an eine Verringerung der benötigten Kalorienzufuhr um etwa 15 Prozent anzupassen.

Nehmen wir an, Ihr täglicher Kalorienbedarf beträgt 1500 Kalorien und Sie senken die Kalorienzufuhr um 15 Prozent, also um 225 Kalorien, dann wird sich Ihr Körper nach kurzer Zeit an die 1275 Kalorien gewöhnt haben, und Ihr Gewicht bleibt, wie es ist, vielleicht bis auf einen kleinen Anfangserfolg. Machen Sie eine 800-Kalorien-Diät, dann greifen nur 475 fehlende Kalorien Ihr Gewicht an, also die Differenz zwischen den »schnell gewöhnten« 1275 Kalorien und der 800-Kalorienzufuhr. In diesem Fall werden Sie etwa ein Pfund in der Woche abnehmen.

Stoppen wird Ihr Körper die Gewichtsabnahme nicht, weil er sich in einem permanenten Hungerzustand befindet, sondern an einem ganz bestimmten Punkt, der Ihnen sagt: Jetzt habe ich mein natürliches – körpereigenes – Gewicht erreicht. Die Angaben, die Ihnen die Rechnungen für Normal-, Ideal- oder Übergewicht liefern, sind nur Leitlinien. Den genauen, individuellen Wert bestimmt Ihr Körper, in dem von Geburt an festgeschrieben ist, wie viel Muskelmasse er bilden kann. Deren Umfang ist zudem abhängig davon, ob Sie eine Frau oder ein Mann sind. Daraus ergeben sich zwei Tatsachen: Erstens sind Sie ein Individuum mit einem ganz persönlichen natürlichen Körpergewicht, bei dem Ihr Körper sich wohl fühlt und gut funktionieren kann. Zweitens ist Übergewicht keine Frage der Kilogrammwerte, sondern der übermäßigen Fettansammlungen.

Ist der Überschuss an Körperfett verschwunden und hat Ihr Körper die Muskelmasse erreicht, die er aufgrund seiner genetischen Disposition erzielen kann, wird sich die Waage kein Pfund mehr nach unten bewegen. Ob es sich dann um Ihr Wunschgewicht handelt, kann Ihnen niemand versprechen. Manche Diätprogramme gaukeln Ihnen das vor. Doch wenn Sie Ihren Körper zwingen, sein genetisch vorbestimmtes Gewicht zu unterschreiten, verweigert er nicht nur die Gewichtsabnahme, sondern gerät wirklich in einen Hungerzustand. Wer sich nun noch darüber mit aller Gewalt hinwegsetzt, macht sich ernsthaft krank.

Ganz gleich, wie weit Ihr natürliches Gewicht von Ihrem Wunschgewicht entfernt liegt, Ihr Körper hat Recht, nicht Ihre von irgendeinem Schlankheitswahn beeinflusste Vorstellung vom »Idealgewicht«. Hören Sie auf Ihren Körper, missbrauchen Sie das persönliche Gewicht aber nicht als Ausrede für tatsächlich überschüssige Fettpölsterchen und eine ungesunde Ernährungsweise.

Proteinreiche Diäten verringern den Hunger ...

... weil sie die verstärkte Bildung von Ketonkörpern bewirken. Ketonkörper oder Ketone sind Stoffwechselprodukte, die beim verstärkten Abbau von Fett beziehungsweise Fettsäuren entstehen. Der Vorgang wird forciert, wenn man dem Körper wenige oder keine Kohlenhydrate zuführt und er dadurch gezwungen ist, seine Fettvorräte anzugreifen, um Energie zu gewinnen. Auf diesem Prozess basieren die proteinreichen Diäten. Ihrem Körper machen Sie damit nicht die wahre Freude. Unter medizinischen Gesichtspunkten betrachtet, macht man sich hier eine Stoffwechselstörung zu Nutze, die zudem dem Atem und dem Urin einen unange-

nehmen Geruch verleiht, weil Aceton zu den Hauptabbau-
produkten zählt. Ketone lassen sich mittels Teststreifen im
Urin nachweisen. Färbt der Streifen sich blau, sind Ketone in
hoher Anzahl vorhanden, für Diabetiker und Schwangere ist
das ein Grund, umgehend den Arzt aufzusuchen, während
sich jemand, der eine proteinreiche Diät macht, darüber
freut. Auf das ganze Wenn und Aber dieser Diätform kann
ich hier nicht eingehen, ich möchte Ihnen nur den Glauben
nehmen, dass Ketone das Hungergefühl reduzieren. Sie tun
es nicht im Geringsten! Lassen Sie sich lieber darauf ein, Farbe in Ihr Essen zu bringen, statt per Teststreifen einen nicht
ganz unbedenklichen Fettabbau zu beobachten.

Mit Körpertraining verlieren Sie Gewicht ...

... selbst wenn die Diät nicht den gewünschten Erfolg bringt.
Obwohl ich ein großer Verfechter des Körpertrainings bin,
muss ich diese Aussage gerade rücken. Körperliche Bewegung zählt zu den besten Maßnahmen für die Gesunderhal-
tung Ihres Körpers. Trainieren Sie dreimal in der Woche 20
oder 30 Minuten, in denen sich Ihr Herzschlag in einem für
Sie persönlichen verträglich Maß beschleunigt, bewegen Sie
sich auf der sicheren Gesundheitsseite. Körpertraining kann
Sie regelrecht beflügeln, weil es eine Steigerung des Glücks-
hormon-(Endorphin-)Spiegels mit sich bringt. Viele Menschen, die regelmäßig trainieren, empfinden die körperliche
Bewegung als Vergnügen und möchten darauf nicht mehr
verzichten. Körpertraining fördert ohne Zweifel die Gesundheit, doch als alleiniges Mittel zum Abnehmen funktioniert
es nicht.

Zahlreiche Hersteller von Fitnessgeräten geben an, wie viele Kalorien man mit dem gekauften Gerät pro Stunde verbrennen kann. Doch diesen Angaben sollte man nicht zu fest vertrauen, denn die Kalorien eines Stück Kuchens mithilfe eines Steppers oder Standfahrrads zu verbrauchen dauert in der Regel länger, als man sich »errechnet« hat. Die simple Rechnung – 300 Kalorien essen, dann 300 Kalorien durch Bewegung verbrauchen – geht nicht auf. Ich rate aber jedem, eine Diät immer mit körperlicher Bewegung zu verbinden, denn sie fördert den Stoffwechsel und damit den Kalorienverbrauch. Die Betonung liegt aber auf »verbinden« und »Bewegung«, das bedeutet: Es bringt nichts, 300 Kalorien auf dem Standfahrrad abzustrampeln und dann mit einer Tüte Chips wieder bewegungslos auf der Couch zu hocken. Regelmäßiges Training an Fitnessgeräten zu Hause oder im Fitnesscenter ist in Ordnung, wenn gleichzeitig ungesundes und dick machendes Essverhalten zum Besseren gewendet wird. Und – das gibt den Ausschlag – Sie insgesamt in Ihrem Alltag für mehr Bewegung sorgen (siehe Kapitel »Runter von der Couch, Seite 149). Nur dieses Dreigespann hilft, Ihre Muskeln aufzubauen, Ihr Herz zu stärken, den Stress abzubauen – und abzunehmen.

Man kann alle wichtigen Vitamine und Mineralstoffe über die Nahrung aufnehmen ...

... wenn man die vier Hauptgruppen der Nahrung berücksichtigt. Auch hier stellten manche Leute vor Jahrzehnten eine gar zu simple Rechnung auf: Das Kalzium kommt aus den Milchprodukten, Eisen aus rotem Fleisch, Vitamin C aus

Obst und Gemüse, und Getreideprodukte liefern Ballaststoffe sowie verschiedene Vitamine. Und so wiegen sich noch heute zahllose Menschen in der trügerischen »Ich-esse-ja-von-allem-etwas-Sicherheit«. Schaut man näher hin, besteht dieses Etwas aus Vollfettkäse, Eisbergsalat, einem Klecks Ketchup auf den Pommes und weißem Brot oder Nudeln. Auf diese Weise lässt sich natürlich nicht der Bedarf an Vitaminen, Mineralstoffen und all den wertvollen Phytostoffen, die in den unterschiedlich gefärbten Obst- und Gemüsesorten stecken, decken.

Die Idee der ausgewogenen, gesunden – nährstoffdeckenden – Nahrung hat sich in den letzten Jahren zum Glück in den Vordergrund geschoben. Dennoch haben viele Studien gezeigt, dass die tägliche Einnahme eines Multivitamin-Mineralstoff-Präparates häufig eine sinnvolle Ergänzung sein kann. Und ich persönlich runde das Ganze noch zusätzlich mit der Einnahme von Vitamin C und E sowie Kalzium ab.

Möhren und Bananen machen dick

Tatsache ist, dass Möhren nicht dicker machen als andere vergleichbare Gemüse. Zwar enthalten Möhren Zucker, doch der kommt in Form von Kalorien nur gravierend zum Tragen, wenn Sie aus diesem Wurzelgemüse Saft herstellen. Dabei entfernt man ja den größten Teil der Ballaststoffe, während der Zucker von zehn oder mehr Möhren in dem Saft enthalten ist. Ein großes Glas Möhrensaft bringt dann schon 250 Kalorien auf Ihren Speiseplan.

Eine mittelgroße Banane enthält gut 100 Kalorien. Im Vergleich zu anderen Früchten ist das viel. Unabhängig davon, dass wohl kaum jemand fünf oder zehn Bananen am Tag isst, spielen ihre Phytostoffe im Gesundheitsfarben-System keine große Rolle. Ich rate daher, Bananen vorwiegend als Geschmacksgeber für Shakes oder Obstsalate zu verwenden.

Als Fazit lässt sich sagen: Es kommt auf die Menge an. Selbst bei den kalorienärmsten Nahrungsmitteln summieren sich die Kalorien schnell, wenn man sie in größeren Mengen verputzt.

Schweinefleisch zählt zum hellen Fleisch

Mit hellem oder weißem Fleisch verbindet man landläufig das Fleisch von Geflügel wie Huhn oder Pute beziehungsweise Truthahn, also mit fettarmem Fleisch. Irgendwann kam jemand auf die Idee, das farblich ähnliche Schweinefleisch dieser Gruppe zuzurechnen. Der Kaloriengehalt mancher sehr magerer Teile des Schweins lässt sich durchaus mit dem von Hühner- oder Putenfleisch vergleichen. Doch das rechtfertigt noch lange nicht, Schweinswürste oder Schinken als mager anzupreisen.

Nahrungsexperten rechnen Schweinefleisch zum roten Fleisch, zu dem das Rindfleisch zählt. Für den Verbraucher ist die Unterscheidung von rotem und weißem Fleisch insofern hilfreich, weil es ihm signalisiert, dass dunkleres Fleisch im Allgemeinen mehr Fett enthält als helles. Das schließt aber auch folgende etwas verwirrende Tatsache ein: Das dunklere Fleisch von Hühnchen und Pute ist ebenfalls fettreicher als das helle! Also sollten Sie insbesondere im Rahmen einer Diät stets die hellsten Teile des Geflügels wählen.

Margarine und Pflanzenöl senken den Cholesterinspiegel

Dieser Mythos, der gern in Bausch und Bogen als Tatsache dargestellt wird, stammt aus den fünfziger Jahren. Da stellte man in Studien fest, dass die Teilnehmer, die Margarine und Pflanzenöle, die ja reich an mehrfach ungesättigten Fettsäuren sind, statt Schweineschmalz verwenden, nicht nur weniger Kalorien zu sich nahmen, sondern auch einen niedrigeren Cholesterinspiegel aufwiesen. Ohne auf die qualitativen Feinheiten, die mit den Herstellungsmethoden zu tun haben, hier einzugehen, kann ich Ihnen jedoch versichern: Solche Erkenntnisse sind kein Freibrief für die beliebige Verwendung von Margarine oder Pflanzenöl zum Nutzen Ihres Cholesterinspiegels.

Ganz gleich, welches Fett Sie verwenden, ob es mehr gesättigte oder mehrfach ungesättigte Fettsäuren beinhaltet, es enthält immer eine stattliche Anzahl an Kalorien. Fügen Sie Ihrer Nahrung verstärkt oder auch nur unkontrolliert Margarine oder Pflanzenöl hinzu, führt das früher oder später zu Übergewicht, das fast immer einen zu hohen Cholesterinspiegel nach sich zieht.

Wie so häufig, ist auch dieser Mythos wieder mal nur einäugig. Bei Ihrer Nahrung müssen Sie jedoch mit beiden Augen hinschauen, was Sie mit welchen guten oder bösen Folgen Ihrem Körper zuführen.

Tiefgefrorenes Gemüse ist nicht so gut wie frisches ...

... weil beim Gefrierprozess sehr viele Nährstoffe zerstört werden. Dieser Mythos hält sich trotz einiger Aufklärungsarbeit seitens seriöser Zeitschriften und Tiefkühlhersteller.

Tatsache ist: Das fürs Tiefgefrieren vorgesehene Obst und Gemüse wird vollreif gepflückt, also zu einem Zeitpunkt, in dem der Nährstoffgehalt am höchsten ist. Anschließend wird es umgehend nährstoffschonend tiefgekühlt. Tiefgefrorener Brokkoli enthält genauso so viele seiner wertvollen Phytostoffe wie frischer. Letzterer aber nur, wenn der Strunk wirklich frisch ist und nicht tagelang im Kühlschrank gelagert wird. Denn lange Lagerzeiten, Feuchtigkeit, Kälte-, Wärme- und Lichteinwirkung zerstören die Nährstoffe, sodass von frisch gleich optimal nährstoffreich nicht mehr die Rede sein kann.

Tiefkühlobst oder -gemüse enthält mehr Vitamine und sekundäre Pflanzenstoffe als das Obst oder Gemüse, das halbreif oder gar noch unreif gepflückt wird, um dann in Kisten und Kasten verpackt auf einem langen Transport nachzureifen.

Teil II Der Farbcode für Ihre Gesundheit

10 Freie Radikale in Schach halten

Atmen Sie mal ganz tief ein! So, und damit haben Sie gerade Ihrem Körper eine potenziell giftige Substanz zugeführt, die Ihre DNA schädigen kann. Ich meine damit nicht verschmutzte Luft, Smog oder Zigarettenrauch. Ich spreche von dem unerlässlichen, lebensspendenden Sauerstoff, der etwa 20 Prozent der Atemluft ausmacht. Die restlichen 80 Prozent bestehen aus Stickstoff mit weniger als einem Prozent Kohlendioxid. Müssten Sie hundertprozentigen Sauerstoff einatmen, wären Sie innerhalb eines Tages blind, und Ihre Lungen wären schwer geschädigt als direkte Folgen der Zellschädigungen, die Sauerstoff verursachen kann.

Im ersten Teil des Buches haben Sie ja schon erfahren, dass Sauerstoff nicht nur unser Lebenselement bildet, sondern auch unter bestimmten Umständen Unheil in unserem Körper anrichtet. Ich habe versprochen, Ihnen nicht nur einfach zu sagen, wie Sie mithilfe Ihrer Ernährung den schädigenden Prozessen entgegenwirken können, sondern auch die Zusammenhänge näher zu erklären – in diesem Kapitel.

Weit verbreitete Krankheiten haben häufig vorkommende Ursachen

Bei vielen der häufig auftretenden Erkrankungen liegt die Ursache in der Diskrepanz zwischen unseren »Ur«-Genen und unserer modernen Lebensweise, inklusive unserer Ernährung. Wir muten unserem Körper so viel zu, dass die seit Urzeiten in unseren Genen verankerten Mechanismen oft die Oxidationsprozesse nicht mehr im Gleichgewicht halten können. Zu den bedeutendsten wissenschaftlichen Erkenntnissen unserer Zeit zählt die Entdeckung der freien Radikalen und deren Rolle bei der Entstehung von Herzerkrankungen, Krebs, vorzeitigem Altern und Altersdemenz.

In manchen Fällen sind diese Krankheiten genetisch so vorprogrammiert, dass man ihren Ausbruch oder Verlauf nicht beeinflussen kann. Doch glücklicherweise treten sie im Verhältnis zu den beeinflussbaren Krankheitsfällen nicht so häufig auf. Vielen Herzerkrankungen, manchen Krebsarten und dem Diabetes lässt sich mithilfe der Ernährung vorbeugen oder ein günstigerer Verlauf erzielen.

Freie Radikale können Zellen schädigen und töten

Mit jedem Atemzug mischt sich der darin enthaltene Sauerstoff mit dem Flüssigkeitsfilm, der die Oberfläche der Lunge überzieht. Würde man die Lungenoberfläche ausbreiten, ergäbe das eine Fläche in der Größe eines Tennisplatzes, überzogen von einem dünnen Film, der die Vitamine C und E sowie andere Oxidantien, die Ihr Körper selbst herstellt oder die über die Nahrung zugeführt werden, enthält. Und nun stellen Sie sich die freien Radikalen vor. Das sind diese Sauerstoffmoleküle, die sich unter dem Einfluss von Licht oder Wärme so verändern können, dass zwei Sauerstoffatome mit je einem ungepaarten Elektron entstehen. Das »einsame« Elektron hat nichts anderes im Sinn, als sich, komme, was wolle, wieder mit einem Partnerelektron zu verbinden. Dabei verhält es sich wie ein Funke in einer Gasflasche und löst winzige Explosionen aus, die in jedem Bereich der Zelle Schaden anrichten können. Sowohl die DNA als auch die Fettsäuren oder die Proteine zählen zu den möglichen Opfern des Beschusses.

Solange in dem Schutzfilm der Lunge genügend Abwehrkräfte in Form von Antioxidantien vorhanden sind, werden die »Explosionen« abgepuffert, und das Lungengewebe bleibt heil. Doch schwächen Sie diese Kräfte, indem Sie nicht für ausreichend Nachschub sorgen oder zulassen, dass der Rauch von Zigaretten oder andere Gifte Ihren Schutzmantel überfordern, werden Ihre Lungenzellen Schaden erleiden.

Was ist so schlimm an diesen Zellschädigungen? Massive Beschädigungen der DNA bringen die Zellen zum Absterben. Unter günstigen Umständen entsorgt das Immunsystem die toten Zellen. Minimale DNA-Beschädigungen werden ohne Beeinträchtigung der Zellen repariert. Zwischen diesen beiden Eckpunkten liegen Schädigungsvarianten, bei denen weder eine Entsorgung noch eine Reparatur möglich ist. Das heißt, wenn empfindliche Bereiche der Lungen-DNA betroffen sind, entwickelt sich Lungenkrebs.

Rauchen produziert freie Radikale und zehrt Antioxidantien auf

Raucher lassen sich tagtäglich auf ein gefährliches Experiment ein, weil sie den antioxidativen Mantel, der ihre Lungenzellen umgibt, regelrecht unterminieren. Damit laufen sie Gefahr, genau jene DNA-Schädigungen zu provozieren, die Lungenkrebs zur Folge haben.

Bei 85 Prozent der Lungenkrebsfälle sind Raucher betroffen. Damit nicht genug, denn die Gifte der Zigaretten lösen noch andere »Killerkrankheiten« aus, vor allem Herzerkrankungen bis hin zum Herzinfarkt. Über Lungenkrebs als Folge des Rauchens gibt die Statistik eine ziemlich klare Auskunft: Jeder zehnte Raucher erkrankt an Lungenkrebs. Bei Folgekrankheiten wie Herzinfarkt oder anderen Krebsarten liegt die Dunkelziffer sehr hoch. Anscheinend ist es noch nicht so richtig ins Bewusstsein der Raucher gedrungen, dass Tabak in jeder Form auch das Risiko für die Entstehung anderer Krebsarten massiv erhöht. Die Krebsreihe ist lang. Zu den krebsgefährdeten Bereichen zählen Gebärmutter, Magen, Darm, Prostata, Harnapparat, Zunge, Lippen, Mund und Kehle.

Natürliche Gifte greifen die DNA an

Radioaktivität und Chemikalien, wie sie in der Krebsbehandlung eingesetzt werden, zerstören in hoher Dosierung Körperzellen, weil sie freie Radikale in Massen aktivieren. Der Sauerstoff in unserer Atemluft und unsere Nahrung bergen von Natur aus ähnliche Gifte, die unsere DNA mehr oder weniger schädigen können. Auf unserem Planeten Erde gibt es nirgendwo einen Platz, an dem wir hundertprozentig vor Giften geschützt sind. Selbst in Pflanzen stecken karzinogene Stoffe, die jedes Gewächs zur Abwehr von Insekten, die ihm schaden könnten, entwickelt. Zu unserem Glück haben die Pflanzenstoffe, die unserer Gesundheit nutzen und unsere körpereigenen Abwehrkräfte stärken, in der Regel eindeutig die Überhand. Wenn Sie sich also nach dem Gesundheitsfarben-System ernähren, nehmen Sie genügend schützende Substanzen zu sich, um das Risiko zu senken, durch DNA-Beschädigungen an Herzkrankheiten, Krebs oder an anderen damit im Zusammenhang stehenden, häufigen Gesundheitsstörungen zu erkranken.

Die etwas unheimliche Geschichte hält ein versöhnliches Kapitel für uns bereit: Unser Körper verfügt über mächtige Mechanismen, um sich gegen Schadstoffe erfolgreich zu wehren. Dazu gehört die Fähigkeit, beschädigte DNA zu entfernen und durch unbeschädigte zu ersetzen. An Schlagkraft kaum zu übertreffen sind dabei die aus Proteinen aufgebauten Enzyme. Sie sind in der Lage, freien Radikalen ihre zerstörerische Kraft zu rauben oder die Menge der antioxidativ wirkenden Substanzen im Körper so anzuheben, dass diese die Aufgabe übernehmen können.

Das Schutz- und Abwehrsystem der Enzyme hat sich vor langer Zeit entwickelt, in den Urzeiten, als zur Nahrung der Menschen eine breit gefächerte Palette jener Pflanzen zählte, die dem menschlichen Körper in reichlichem Maß sekundäre Pflanzenstoffe und andere Antioxidantien zuführten. In den letzten hundert Jahren hat sich unser Essverhalten jedoch dermaßen verändert, dass wir diese wertvollen Beschützer unserer Zellen häufig in verschwindend geringer Menge zu uns nehmen.

Die Folge dieser Entwicklung unserer Ernährungsweise: Wir verweigern unserem Körper andauernd diese lebenswichtigen Helfer und bringen ihn damit aus dem Gleichgewicht. Aber nur die Balance der »Kräfte« hält uns gesund, denn einerseits benötigen wir Waffen gegen die freien Radikalen, andererseits kommen wir ohne diese Sauerstoffverbindungen nicht aus. Freie Radikale erfüllen in unserem Körper eine bedeutende Aufgabe, weil ihr »einsames Elektron« giftige chemische Verbindungen veranlassen kann, sich mit wasserlöslichen Substanzen wie zum Beispiel Zuckerbestandteilen oder Phosphor zu verbinden. Derartige Verbindungen deaktivieren das Gift, und der Körper kann es über den Urin ausscheiden. So wird der Körper mit den unvermeidlichen natürlichen und anderen Giften fertig.

Für das Ausbalancieren der »guten« und »bösen« Seiten der freien Radikalen sorgen die Inhaltsstoffe von Obst und Gemüse. Und damit beugen sie sehr vielen Krankheiten vor.

Unsere Abwehrsysteme und die Inhaltsstoffe der Pflanzen

Unsere körpereigenen Abwehrkräfte erfüllen eine ganze Reihe von Aufgaben, um den Körper vor Schaden zu bewahren:

Speichern: Wie in einem Arsenal werden Antioxidantien, die wir mit Obst, Gemüse, Kräutern, Tees oder Nahrungsergänzungsmitteln zu uns nehmen, gespeichert, zum Beispiel Lycopin, Lutein und Beta-Karotin. Damit sind zum Teil auch Abbauprozesse verbunden, wie dies beim Sojaprotein der Fall ist. Dieses System ist von der Nahrung abhängig, da der Körper Antioxidantien wie Vitamin C, Vitamin E oder Lycopin nicht selbst herstellen kann.

Aktivieren und verwerten: Antioxidantien aktivieren die Leber und andere Organe, Proteine zu bilden und die über die Nahrung aufgenommenen Substanzen abzubauen, sodass der

Körper über sie verfügen kann. Zur Verdeutlichung ein vereinfachtes Beispiel für diesen wechselseitigen, vielschichtigen Prozess: Die Leber eines Menschen, der täglich 500 Milligramm Vitamin C zu sich nimmt, wird die Proteine entwickeln, die nötig sind, um dieses Vitamin abzubauen, also für den Körper verwertbar zu machen. Bei jemandem, der kein Vitamin C zu sich nimmt, wird man diese Proteine nicht oder nur in geringem Maß finden – sehr zum Nachteil des Betroffenen. Denn die vom Vitamin C initiierten Proteine können auch andere Substanzen, die aus der Umwelt stammen und in ihrer chemischen Struktur dem Vitamin C ähneln, abbauen. Und genau dies kann helfen, Krebs erregende Stoffe abzuwehren.

DNA-Reparatursystem: Dessen Mechanismen, die Beschädigungen der DNA beheben können, werden von den Flavonoiden, die in Obst und Gemüse enthalten sind, aktiviert und angetrieben.

Fazit: Damit unsere Abwehr- und Schutzmechanismen – unser Immunsystem – funktionieren, müssen die entsprechenden Stoffe dem Körper in ausreichender Menge zugeführt werden, entweder über die Nahrung oder bei Bedarf mithilfe von Nahrungsergänzungsmitteln.

Die Antwort der Zellen auf Krankheitserreger

Auf Viren, Bakterien oder Tumorzellen antwortet unser Immunsystem immer auf die gleiche Weise: Es attackiert die Eindringlinge, indem die Produktion der freien Radikalen erhöht wird oder die Zellen entsprechende Proteinsignale freisetzen. Freie Radikale (diesmal in guter Funktion) sowie verwandte Stoffe wie Wasserstoffperoxid und Stickoxid helfen dem Körper, sich von den Störern zu befreien.

Manchmal lösen Rauchen oder eine zu fette und zu kalorienreiche Mahlzeit falschen Alarm aus, und die beschriebene Abwehrmaschinerie setzt sich in Gang. Den durch Fehlalarm hervorgerufenen Prozess nennt man Entzündung. Sie kann die DNA beschädigen und tritt häufig in Geweben auf, zum Beispiel bei Rauchern in den Lungen, bei Frauen, die sich fettreich ernähren, in den Brustgeweben und bei Männern, die unter einer leichten Entzündung der Prostata leiden, in deren Gewebe. Unsere körpereigene Abwehr und die heilsamen Stoffe, die wir mit unserer Nahrung aufnehmen, können viele der entzündlichen Prozesse neutralisieren oder beseitigen. Ist die tägliche Nahrung arm an Antioxidantien und sehr reich an mehrfach ungesättigten Fettsäuren, wie sie in Maisöl enthalten sind, gewinnen die freien Radikalen die Oberhand. Demzufolge kommt es zu chronischen Entzündungen, die wiederum DNA-Beschädigungen mit sich bringen, die Krebs und Herzerkrankungen fördern.

So schützt Ihre Ernährung Ihr Herz

Vor vielen Jahren haben Studien ergeben, dass die tägliche Einnahme von Aspirin das Risiko für Herzinfarkt und manche Krebsarten, zum Beispiel Darmkrebs, senken kann. Darüber muss man sich nicht wundern, denn der Hauptwirkstoff von Aspirin ist Acetylsalicylsäure, die in Weidenrinden vorkommt. In Spuren ist sie auch in Pflanzen, die wir essen, zu finden. Und damit sind wir wieder bei unserer modernen Ernährung, der es an derartigen schützenden Stoffen mangelt. Ganz im Gegenteil, unsere Nahrung liefert uns jede Menge Substanzen, die – wie zum Beispiel die mehrfach ungesättigten Fettsäuren im Maisöl – Entzündungsprozesse fördern.

Was die Anzahl der Kalorien betrifft, ähneln sie sich bei Fetten wie Schweineschmalz oder Safloröl.

Das Geheimnis der Fettsäuren

Die Bausteine der Nahrungsfette nennt man Fettsäuren, die sich ihrer chemischen Struktur entsprechend in verschiedene Kategorien unterteilen.

Gesättigte Fettsäuren: Aufgrund ihres hohen Schmelzpunktes sind sie bei Zimmertemperatur fest. Einen hohen Anteil an diesen Fettsäuren haben zum Beispiel Butter, Schweineschmalz oder Kokosfett.

Einfach ungesättigte Fettsäuren: Sie besitzen einen niedrigeren Schmelzpunkt und sind daher bei Zimmertemperatur flüssig. Man findet sie beispielsweise in Oliven und Avocados.

Mehrfach ungesättigte Fettsäuren: Bei Zimmertemperatur sind sie ebenfalls flüssig. Man unterscheidet zwei Hauptgruppen: Omega-3-Fettsäuren und Omega-6-Fettsäuren. Diese – auch essenzielle Fettsäuren genannten – Fettformen müssen in einem ausgewogenen Verhältnis über die Nahrung dem Körper zugeführt werden.

Bei essenziellen Fettsäuren gibt es Licht und Schatten

Im Verlauf der letzten Jahrzehnte nahm der Anteil der Omega-6-Fettsäuren in unserer Nahrung deutlich zu. Die Hauptquelle dieses Anstiegs ist in den Pflanzenölen, die aus Maiskörnern, Sonnenblumenkernen, Distelsamen oder Sojabohnen gewonnen werden, zu suchen. Diese Öle gehören zu den gängigen Nahrungsfetten, die im Haushalt und in der Nahrungsmittelproduktion sehr häufig verwendet werden.

Der Körper des Menschen benötigt aufgrund seiner genetischen Struktur Omega-3- und Omega-6-Fettsäuren in einem ausgewogenen Verhältnis. Doch in der Nahrung der westlichen Industrieländer ist diese Balance verloren gegangen, weil die Omega-6-Fettsäuren häufig überwiegen. Eine hohe Zufuhr dieser Fettsäuren greift jedoch unsere Gesundheit auf vielerlei Weise an. Von Natur aus ist unser Körper auf die Aufnahme kleiner Fettmengen als Bestandteil eines Nahrungsmittels eingerichtet und nicht auf die Zufuhr einer erheblichen Menge separierter Fette. Das heißt, die Öle, die aus Samen (Mais, Sonnenblumen, Disteln, Hanf, Leinsaat) extrahiert und unserer Nahrung in reichlichem Maße hinzugefügt werden, sind mit ein Grund für das Ungleichgewicht in unserer Fettaufnahme. Und dieses Ungleichgewicht tut dem menschlichen Körper nicht gut.

Aber auch mit anderen Nahrungsmitteln, wie zum Beispiel Fleisch, führen wir unserem Körper die lebenswichtigen Fettsäuren in einem ungünstigen Verhältnis zu. Während in früheren Zeiten saftige Gräser die Hauptnahrung der Pflanzen fressenden Schlachttiere bildeten, werden ihre Mägen heute aufgrund der modernen Intensivhaltung hauptsächlich mit Getreide gefüllt. Im Fleisch der »Grasfresser« befinden sich mehr Omega-3- als Omega-6-Fettsäuren. Das Fleisch der »Getreidefresser« dagegen ist sehr reich an Omega-6-Fettsäuren. Grob gerechnet, kann man sagen, das Verhältnis von Omega-6-Fettsäuren zu Omega-3-Fettsäuren hat sich von 2 : 1 auf 3 : 1 gewandelt.

Eine übermäßige oder stark erhöhte Zufuhr von Omega-6-Fettsäuren wirkt sich jedoch sehr nachteilig auf die Produktion der Prostaglandine aus. Diese hormonähnlichen Substanzen, die in fast allen Geweben vertreten sind, erfüllen in unserem Körper wichtige Aufgaben, zum Beispiel beim Ausgleich des Blutdruckes. Fette, wie sie in den von Samen stammenden Pflanzenölen und im Fleisch der auf Getreide »umgepolten« Tiere enthalten sind, bringen den Prostaglandinhaushalt durcheinander, indem sie die Bildung von »bösen«, entzündungsfördernden Prostaglandinen unterstützen. Und damit kann ein wahrer Amoklauf der Entzündungen in Gang kommen, der zum Beispiel in Herzattacken, Allergien, Asthma, Ekzeme oder rheumatische Arthritis ausarten kann.

Beispiel Linolsäure

In Laborversuchen hat man festgestellt, dass Linolsäure, die zur Gruppe der Omega-6-Fettsäuren zählt, bei Mäusen und Ratten das Wachstum von Prostatakrebszellen anregt und die Bildung von Brustkrebszellen fördert.

Linolsäure ist zwar einerseits ein wichtiger Nährstoff für unseren Körper, kann aber auch in den Zellen nachteilige

Veränderungen hervorrufen, wenn zwischen einem bestimmten Protein (PPAR-Gamma-Rezeptor) und dem aus Linolsäure synthetisierten Prostaglandin (PGJ3) eine chemische Reaktion abläuft. Dieser Vorgang wird heute als Ursache des Einflusses von Omega-6-Fettsäuren auf das Wachstum von Krebszellen betrachtet. Der Rezeptor findet sich auch in den weißen Blutkörperchen der Herzkranzgefäße und wird mit der Förderung von Arteriosklerose in Verbindung gebracht.

Das Beispiel der Linolsäure zeigt, dass Fettsäuren einerseits als Nährstoff Segen bringen, andererseits Unheil stiftende chemische Reaktionen in Gang setzen können. Für die Ernährungspraxis bedeuten die aktuellen Erkenntnisse Folgendes: Linolsäure steht in Verdacht, dass sie bei einer extremen Zufuhr Krebs fördernd wirkt. Deshalb sollte man mit Ölen wie Mais-, Sonnenblumen-, Saflor- und Sojabohnenöl sehr sparsam umgehen. Diese Öle enthalten nicht nur zehnmal mehr Linolsäure als einfach ungesättigte Öle (Oliven- oder Avocadoöl), sondern auch nur geringe Mengen an Omega-3-Fettsäuren.

Verwendet man das Öl von Oliven und Avocados, senkt man das Risiko, die Balance zwischen den Omega-3- und Omega-6-Fettsäuren zu verlieren, und demzufolge beugt man den negativen Reaktionen der Omega-6-Fettsäuren vor. Diese Öle haben natürlich auch Kalorien, sind aber genauso gute Geschmacksträger wie die anderen Öle und wirken sich zudem noch günstig auf den Cholesterinspiegel aus. Und auf das Cholesterin müssen Sie besonders gut Acht geben, während Sie abnehmen.

Bei vielen meiner übergewichtigen Patienten habe ich vor

der Ernährungsumstellung im Blut und in den Geweben einen sehr hohen Linolsäurespiegel festgestellt. Nachdem ich diese Patienten auf eine fettarme Kost gesetzt hatte, sank der Spiegel um 30 Prozent. Solch eine positive Veränderung wirkt sich beispielsweise auf den gesamten Blutfettspiegel und das Immunsystem äußerst günstig aus.

Der positive Einfluss von Omgea-3-Fettsäuren

Zahlreiche fundierte Studien haben ergeben, dass die Zufuhr von Omega-3-Fettsäuren Problemen mit den Herzkranzgefäßen, Bluthochdruck und Diabetes II (Altersdiabetes) vorbeugen kann. Über die Nahrung aufgenommene ungesättigte Fette wandelt der Körper in die für ihn wichtigen Bestandteile um. Dieser Umwandlungsprozess, für den noch andere Nährstoffe in ausreichendem Maß vorhanden sein müssen (zum Beispiel Magnesium), läuft im menschlichen Körper langsam und wenig effizient ab. Daher raten Experten in vielen Fällen zur Einnahme eines Nährstoffergänzungsmittels, mit dem schon umgeformte Fettsäuren direkt zugeführt werden. Hier handelt es sich insbesondere um EPS (**E**icosa**p**ent**a**ensäure) und DHS (**D**ocosa**h**exaensäure). Diese Omega-3-Fettsäuren-Präparate werden als Fischölkapseln angeboten. Fischöl ist reich an EPS und DHS. (Häufig stehen die englischen Abkürzungen auf den Packungen, also EPA, *eicosapentanoic* a*cid* und DHA, *docosahexanoix* a*cid*.)

11 Die Fettzellen – mehr als Fettspeicher

Vielleicht denken Sie, die Fettzellen würden nur Fett speichern. Weit gefehlt, sie nehmen eine Schlüsselposition in unserem ganzen Körperhaushalt ein.

Die Aufgaben und Funktionen der Fettzellen

- Fettzellen geben Zytokine ab, die vor entzündlichen Prozessen schützen. Es sind Botenstoffe, mit deren Hilfe Zellen miteinander kommunizieren. Nehmen sie überhand, schlägt die Wirkung ins Gegenteil um und fördert Entzündungen, Blutgerinnsel und chronische Krankheiten, zum Beispiel Herzerkrankungen, sowie manche Krebsarten.

- Fettzellen fungieren wie eine Hormondrüse, um männliche Hormone in weibliche umzuwandeln.

- Fettzellen speichern Antioxidantien, einschließlich Vitamin E und viele der sekundären Pflanzenstoffe, die in Obst und Gemüse vorhanden sind.

- Fettzellen speichern Energie so wirksam, dass der Mensch eine lange Zeit ohne Nahrung überleben kann.

- Fettzellen speichern die Fettsäuren, die mit der Nahrung direkt zugeführt oder aus Kohlenhydraten und Proteinen gebildet werden. Daher hängt die Balance zwischen den Fettsäuren, die Entzündungen fördern, und jenen, die sie hemmen, in hohem Maße von Ihrer Nahrung ab.

Fettzellen dirigieren Hunger und Übergewicht

Die von den Fettzellen freigesetzten Zytokine sind – meist in Verbindung mit den weißen Blutkörperchen – Bestandteil unseres Immunsystems. Sie spielen eine Schlüsselrolle bei der Abwehr von Infektionen und schützen uns vor dem Hungertod. Wie Forschungen der letzten Jahre zeigten, kommt ihnen offenbar auch eine große Bedeutung beim Übergewicht zu, und das hängt mit dem noch nicht lange entdeckten Hormon Leptin zusammen.

Zytokine stimulieren das Fettgewebehormon Leptin, das man erstmals bei einem Vergleich zweier Mäuse aus einem Inzuchtstamm entdeckte. Die eine Maus war extrem dick, die andere normalgewichtig. Sie unterschieden sich nur durch ein defektes Protein in einem Gen. Nach einer Übertragung von Blut von der schlanken auf die dicke Maus, verringerte sich deren Übergewicht. Einem Forschungsteam der Rockefeller Universität gelang es unter der Leitung von Dr. Jeff Friedman und Dr. Rudy Leibel, die entscheidende hormonelle Substanz zu isolieren. Man nannte sie Leptin (von griechisch leptos = dünn).

Lassen Sie mich noch kurz über die weiteren Versuche berichten: Man fütterte Mäuse, bei denen der Gendefekt nicht vorlag, mit fett- und zuckerreicher Nahrung. Die Tiere hörten gar nicht mehr auf zu futtern und wurden so fett wie ihre Verwandten mit dem fehlerhaften Gen. Man injizierte diesen dick gefressenen »Fettmäusen« chemisch-synthetisch hergestelltes Leptin – und sie nahmen deutlich ab. Man stellte dann fest, dass Leptin dem Hungerzentrum signalisiert, wenn genug Fett eingelagert und eine weitere Energiezufuhr nicht mehr nötig ist, sodass vom Körper statt des Hungergefühls das Sattsein registriert wird. Das heißt unterm Strich, die Zufuhr von Leptin veranlasste eine Änderung des Fressverhaltens der »Fettmäuse«. Im Umkehrschluss ergibt sich daraus: Es besteht ein Zusammenhang zwischen Fettleibigkeit und Leptinmangel oder Leptinresistenz.

Ist Leptin nun das neue Wundermittel gegen Übergewicht? Das weiß man heute noch nicht. Die noch junge Leptinforschung läuft auf hohen Touren. Wir wissen, dass sich die Leptinmenge im Blut proportional zum Körperfett verhält, und zwar bei Frauen genauso wie bei Männern, und dass es pulsatil, also in Schüben freigesetzt wird. Während der Schlafenszeit in der Nacht liegt der Leptinspiegel am niedrigsten, wodurch das Verlangen nach Nahrung unterdrückt wird.

Auf weitere Forschungsergebnisse kann man gespannt sein. Auf jeden Fall ist Folgendes schon klar: Wenn man übermäßig isst und sich demzufolge extreme Mengen an Fettzellen bilden, steigt der Level einer ganzen Reihe von Zytokinen, einschließlich des Leptins, deutlich an. Die Folge davon: Die oxidativen Beschädigungen der DNA erhöhen sich und damit auch das Risiko für Herzerkrankungen und viele Krebsformen. Und das bedeutet für unsere Ernährungspraxis, dass sowohl unser Immunsystem als auch unsere Energiespeicher (die Fettzellen) auf übermäßige Kalorienzufuhr mit folgenschweren entzündlichen und oxidativen Prozessen antworten.

Fettzellen speichern schützende Pflanzenstoffe

Fettzellen speichern viele der Farbstoffe, die in Obst und Gemüse vorhanden sind. Sie geben sowohl diese Substanzen als auch verschiedene Fette beziehungsweise fettähnliche Substanzen ans Blut ab. Dank der gespeicherten Antioxidantien, darunter auch Vitamin E, tragen sie gleichzeitig die Waffen in sich, mit denen sie gegen Pestizide und andere Umweltgifte, die sie ebenfalls speichern, angehen können.

Ich rate Ihnen zwar nicht dazu, so viel Möhrensaft zu trinken, bis Ihre Haut dessen Farbe angenommen hat. Aber bei Menschen, die das tun, können Sie gut beobachten, wie massiv die Fettzellen unter der Haut fettlösliche Antioxidantien wie Beta- und Alpha-Karotin speichern.

Wie viele Fettzellen braucht ein Mensch?

Fettzellen sind in unserem Körper allgegenwärtig. Sie prägen die Figur von Männern und Frauen. In der Leber dirigieren sie die Fettspeicherung und die Freisetzung der Fette ins Blut. In unseren Muskeln geben sie den Ton an beim Verbrennen von Kalorien und der Regulation des Zuckerspiegels während eines Körpertrainings.

Ihre vielfältigen Funktionen machen die Fettzellen zu einem so lebenswichtigen Organ wie die Leber oder die Nieren. Fettzellen sorgen für unsere Gesundheit. Doch wie viele Fettzellen braucht ein Mensch?

Der menschliche Körper besitzt Millionen von Fettzellen. Zum Glück stimmt die Theorie nicht, die vor Jahrzehnten mal aufgestellt wurde. Die besagte nämlich, dass sich alle Fettzellen des Menschen vor der Pubertät bilden und sich im

Verlauf des Lebens nur noch vergrößern, aber nicht mehr verschwinden. Damals ging man davon aus, dass ein Kind mit zu vielen Fettzellen auch im späteren Leben rund und dick bleibt oder wird.

Tatsache ist, dass wir im Lauf unseres Lebens immer wieder neue Fettzellen bilden können. Manche Fettzellen nehmen ihren Platz aufgrund von Sexualhormonen oder übermäßiger Ernährung ein, vor allem unter der Haut. Dieses Unterhautfettgewebe verweigert sich häufig hartnäckig unseren Bemühungen um Gewichtsreduzierung. Heutzutage lassen sich viele Frauen dieses Fett absaugen. Doch da kann ich nur zur Vorsicht mahnen. Mit dem Absaugen verschwinden die Zellen auf immer und ewig, die umgebenden verbleibenden Zellen werden größer und können den so verschlankten Frauen mit der Zeit sehr hässliche Falten bescheren. Frauen, die sich zu diesem Eingriff entschließen, sollten mindestens ein bis zwei Jahre zuvor ihre Ernährung unter Kontrolle haben.

Frauen sollten auch wissen, dass sich ihr Körperfett während des ganzen Lebens verändert. Mit dem ersten Kind können Fettzellen vermehrt an Hüften und Schenkeln auftauchen, aber auch der Oberkörper kann betroffen sein.

Man sollte die Menge an Körperfett in einem gesunden Bereich halten oder dahin bringen. Wobei Sie allerdings Ihre Erwartungen nicht unrealistisch hoch schrauben sollten, denn die Uhr können Sie nicht zurückdrehen. Das heißt, mit vierzig oder fünfzig brauchen Sie gar nicht erst die Figur anzustreben, die Sie als Teenager hatten. Ihre Fettzellen werden sich diesem Ziel hundertprozentig widersetzen.

Die Stellen am Körper, an denen sich Fett ablagert, sowie die Art und Weise der Fettablagerung sind auch genetisch vorbestimmt. Von eineiigen Zwillingen weiß man, dass sie nicht nur über die gleiche Körperfettmenge verfügen, sondern diese sich auch an den gleichen Körperstellen befindet. Warum das so ist, weiß man noch nicht, aber es demonstriert die Schlussfolgerung, dass sich Fettzellen bei jedem Menschen an ganz individuellen Stellen bilden, um ihre lebenswichtigen Aufgaben erfüllen zu können.

Fettzellen betreiben ein ernsthaftes Geschäft

Sind Fettzellen so überflüssig wie ein Kropf? Warum muss man sich bloß damit herumplagen? Ärgern Sie sich nicht, denn Ihre Fettzellen sind als Bestandteil Ihres Immunsystems Ihre besten Beschützer vor Infektionskrankheiten. Ein Beispiel beweist Ihnen das.

Mitten im Pazifik gibt es eine kleine Insel, die vor Tausenden von Jahren von einem Volksstamm besiedelt wurde. Als im 18. Jahrhundert eine Gruppe europäischer Forscher die Insel erreichten, infizierten sie die dort lebenden dreitausend Menschen mit einem Virus – was fatale Folgen für die Inselbewohner nach sich zog. 90 Prozent von ihnen starben an der Virusinfektion. Und die 300 Überlebenden brachten übergewichtige Kinder zur Welt – ein Phänomen, das sich über Generationen fortsetzte. Welche Bedeutung hatte dieser – dann übers Erbgut weitergegebene – »Fettzuwachs« für die verbliebenen Inselbewohner? Generell verhinderte er eine Unterernährung, und die vielen Fettzellen unterstützten das Immunsystem der Insulaner im Kampf gegen den aggressiven Infektionsangriff. Und wie geht es diesen Menschen heute? Bluthochdruck, Diabetes und Gicht kommen auffallend häufig vor.

In ähnlicher Weise wurde in Europa im Mittelalter die Saat für Übergewicht gesät, als sich lebensgefährliche Infektionskrankheiten ausbreiteten.

Aus diesen Beispielen lässt sich schließen, dass die Neigung zu Übergewicht sehr viel mit der Geschichte der Infektionskrankheiten zu tun hat. (Wobei man den Rückschluss, Übergewichtige würden nicht unter Infektionskrankheiten leiden, nicht so ohne Wenn und Aber ziehen kann.)

Untergewichtige Babys können dicke Erwachsene werden

Studien haben gezeigt, dass Kinder, die im Mutterleib untergewichtig waren, verstärkt dazu neigen, als Teenager unter Übergewicht zu leiden. Unabhängig davon, ob sie gestillt oder mit der Flasche gefüttert werden, entwickeln diese Babys nach ihrer Geburt einen enormen Appetit – gerade so, als müssten sie im Eilverfahren ihr Untergewicht ausgleichen. Unterernährung im Mutterleib hat man an Mäusen untersucht und dabei festgestellt, dass der Spiegel jener Hormone, die das übermäßige Essen fördern, nach der Geburt sehr hoch war. Damit lässt sich auch das Nahrungsaufholverhalten der Babys erklären.

Bei den Babys, die im Mutterleib unter Unterernährung leiden, fällt der Leptinspiegel, während die Menge eines anderen Hormons – des NPY (Neuropeptid Y) – ansteigt. Leptin kann man als »Nahrungs*stopp*-Hormon« bezeichnen, während NPY die Nahrungsaufnahme anregt. Solange sich das Baby noch im Uterus befindet, nutzt selbst ein hoher NPY-Spiegel nichts, wenn die Mutter ihm nicht genügend Energie zuführen kann. Dafür gibt es verschiedene Gründe: Ist die Mutter selber ernsthaft unterernährt, wirkt sich dies negativ auf das Wachstum des Fetus aus. Oder Nikotin und Alkohol beeinträchtigen die Funktion der Plazenta (die »Versorgungseinheit« des Fetus).

Nach der Geburt sorgt jedoch der hohe NPY-Spiegel des Babys für eine verstärkte Nahrungsaufnahme. Nimmt das Körperfett des Kindes zu, steigt der Leptinspiegel, aber der NPY-Spiegel senkt sich nicht. Demzufolge nimmt das Baby weiter ungewöhnlich viel zu.

Auch bei übergewichtigen Erwachsenen hat man einen im Verhältnis zu ihrem Körperfett sehr hohen Leptinspiegel festgestellt. Doch das Leptin bremst nicht ihre Nahrungsaufnahme, weil das reichlich vorhandene NPY die Rezeptoren im Gehirn weiterhin mit dem Signal »Hunger« bombardiert.

Aus dem Sichtwinkel unserer Entwicklungsgeschichte sind diese Vorgänge vollkommen logisch. Die Fettspeicherung verhinderte bei unseren Urahnen den Hungertod, weil die ja nicht ständig Nahrung zur Verfügung hatten. In unseren Zeiten jedoch tragen die ständige Verfügbarkeit von Nahrung, deren Art und unser Essverhalten dazu bei, dieses einfache System aus dem Gleichgewicht zu bringen. Die Folgen – Übergewicht – kennen wir gut.

Fett macht sexy

Gemeint sind damit nicht vordergründig die weiblichen Proportionen, sondern die Tatsache, das mit dem Ansteigen des Körperfetts auch die Menge der Geschlechtshormone und damit die Fruchtbarkeit zunimmt. Die Menschheitsgeschichte erzählt uns, dass Frauen während einer Hungersnot zwar nicht vollkommen unfruchtbar werden, aber dass ihre Fruchtbarkeit in einer folgenden nahrungsreichen Zeit deutlich steigt. Auf Männer trifft dieses Phänomen nicht zu, sie bleiben auch in Mangelzeiten – genau wie im Alter – fruchtbar, weil dafür nur einige Millionen funktionsfähiger Spermien nötig sind. Das ist wenig, wenn man bedenkt, dass ein Mann im Durchschnitt 100 Millionen Spermien produziert.

Auch wenn es den modernen Frauen nicht so gefällt, dienen die intensiven Fettablagerungen an bestimmten Körperstellen – Schenkel, Hüften, Busen – der Fruchtbarkeit. Was wir heute landläufig als barocke Figur bezeichnen – und als ziemliches Übergewicht betrachten –, galt in früheren Zeiten als (gebärfreudiges) Schönheitsideal.

Unsere moderne Lebensweise hat die ursprünglichen natürlichen Strukturen ganz schön aus dem Takt gebracht. Ein Beispiel dafür sind die verhältnismäßig weit verbreiteten polyzystischen Ovarien (Eierstöcke) bei Frauen (in der Fachliteratur oder im Internet wird häufig die englische Bezeichnung PCO = *polycystic ovarian syndrome* verwendet). Diese Gesundheitsstörung wird auch Stein-Leventhal-Syndrom genannt, nach zwei Ärzten, die in diesem Krankheitsbild eine ursprüngliche Reaktion auf Hungerzustände erkannten.

Die meisten der betroffenen Frauen klagen über eine unregelmäßige Menstruation, verbunden mit Unfruchtbarkeit, Übergewicht mit einem hohen Anteil an Körperfett und verstärkte Gesichtsbehaarung. Wenn diese Frauen abnehmen, reguliert sich ihre Periode, ihre Fertilität (Fruchtbarkeit) kehrt zurück, und der starke Haarwuchs reduziert sich.

Die Ursachen hängen in vielen Fällen mit den Leptin- und Insulinrezeptoren der Ovarien zusammen. Die davon betroffenen Frauen haben einen sehr hohen Insulinspiegel aufgrund einer Insulinresistenz (man spricht sogar von einem Diabetes II der Ovarien). Dieser Zustand treibt ihre Ovarien an, überdurchschnittlich viele männliche Hormone zu produzieren (Sie wissen ja, Frauen haben männliche Hormone, genau wie Männer über weibliche verfügen). Als Folge davon weisen die Betroffenen mehr Muskelgewebe auf als andere Frauen, und ihr Körperfett lagert sich auf männliche Weise verstärkt im Bereich des Oberkörpers ab. Neben den symptomabhängigen klassischen Therapien werden polyzystische Ovarien heute auch mit der Wirksubstanz Metaformin behandelt. Dieser so genannte Insulin-Sensitizer greift regulierend in den Insulinhaushalt ein.

Polyzystische Ovarien, Unfruchtbarkeit und chronische Infektionen sind auch Begleiterscheinungen der unter Essstörungen, wie beispielsweise Bulimie, leidenden Frauen.

Wie viel Fett braucht der Mensch?

Als Faustregel gilt: Bei Frauen sollte das Körperfett 15 bis 20 Prozent des Gesamtgewichts betragen, bei Männern 22 bis 28 Prozent. Damit sind die Fettzellen in der Lage, ihre vielfältigen Aufgaben zu erfüllen. Liegt der Anteil des Körperfetts wesentlich höher, senkt man das Risiko für zahlreiche chronische Krankheiten, wenn man die Körperfettmenge – vor allem am Oberkörper – reduziert und den Sollwerten annähert.

Das Gesundheitsfarben-System macht es Ihnen leicht, übermäßiges Körperfett abzubauen und gleichzeitig Ihre Gesundheit zu verbessern.

12 Herzerkrankungen, Cholesterin und die Gesundheitsfarben

Die meisten Menschen glauben, ein hoher Cholesterinspiegel brächte zwangsläufig Herzerkrankungen mit sich. Doch ich kenne eine ganze Menge Menschen, deren Cholesterinspiegel im so genannten normalen Bereich lag und die trotzdem einen Herzinfarkt erlitten. Und auf der anderen Seite sind mir Fälle bekannt, in denen Menschen mit einem »erschreckend« hohen Cholesterinspiegel gesund und munter über achtzig Jahre alt wurden.

Ja, Cholesterin spielt eine wichtige Rolle bei Herzerkrankungen, doch ganz so einfach ist die Geschichte nicht, denn die eigentlichen Ursachen müssen wir in dem Zusammenspiel zwischen unseren Genen und unserer Ernährung suchen.

Rund ums Cholesterin

»Runter mit dem Cholesterin – schützen Sie Ihr Herz!«, ist der Schlachtruf unserer Zeit, mit dem viel Geld über die Ladentheken der Apotheken getrieben wird. Auch die Nahrungsmittelindustrie hat Cholesterin zum »Killer Nummer eins« deklariert und wirbt mit dem Slogan »cholesterinfrei« auf allen möglichen Lebensmitteln. Doch dieses simple Ursachen-Wirkung-Prinzip funktioniert nicht. Ich will hier keineswegs Front machen gegen cholesterinsenkende Medikamente, die ja wirklich ihre Berechtigung haben. Ich möchte aber den Tunnelblick »viel Cholesterin gleich Herzerkrankung« erweitern, indem ich die Zusammenhänge differenzierter erkläre.

Was ist Cholesterin?

Cholesterin gehört zu Gruppe der Lipide. Unter diesem Begriff fasst man alle Fette und fettähnlichen Stoffe zusammen. Zu Letzeren zählt das Cholesterin. Nur der Körper von Menschen und Tieren produziert das Cholesterin selbst, wobei die Hauptproduktionsstätte die Leber ist. Als Baustein einer jeden Zelle ist es jedoch in unserem Körper allgegenwärtig. Das über die Nahrung zugeführte Cholesterin besitzt allerdings bei weitem nicht die ausschlaggebende Bedeutung, die man ihm heutzutage beimisst.

75 Prozent des vom Körper benötigten Cholesterins kann dieser selbst herstellen, sofern das entsprechende »Rohmaterial« zur Verfügung steht. Über den Blutstrom wird das Cholesterin zu den Zellen befördert, in denen es gerade gebraucht wird.

In unserem Organismus erfüllt Cholesterin eine ganze Reihe wichtiger Aufgaben: Es sorgt für die Stabilität unserer Zellen. Aus Cholesterin werden Sexualhormone wie Progesteron, Testosteron und Östrogene gebildet sowie Hormone der Nebennierenrinde, dazu gehört zum Beispiel das Cortison. Außerdem ist es an der Bildung der Vorstufen des Vitamins D, das für den Knochenstoffwechsel sehr wichtig ist, beteiligt.

Pflanzen enthalten kein Cholesterin. In vielen Pflanzen, zum Beispiel in Bohnen, findet man aber chemisch ähnlich gebaute Stoffe, die Phytosterine. Sie haben – wie seit langem bekannt – eine cholesterinsenkende Wirkung, weil sie die Aufnahme von Cholesterin im Darm hemmen. Unsere sich von pflanzenreicher Kost ernährenden urzeitlichen Ahnen nahmen über die Nahrung wenig Cholesterin auf. Daher musste ihr Körper die Fähigkeit entwickeln, Cholesterin selbst zu produzieren, in den Zellen zu speichern und überall dorthin zu transportieren, wo es der Körper braucht.

Daraus ergibt sich die inzwischen anerkannte Schlussfolgerung: Unsere Vorfahren nahmen nicht nur wenig Nahrungscholesterin auf, sondern ihre reichliche Pflanzenkost hemmte auch die Cholesterinabsorption. Bei dieser genetischen Konstellation ist unsere moderne Ernährung mit viel Fleisch und vielen Milchprodukten, aber wenig Obst und Gemüse geradezu der Fahrstuhl zum hohen Cholesterinspiegel.

Das »gute« und »schlechte« Cholesterin

Wie andere Fette löst sich Cholesterin nicht im Blut, das ja auf Wasser basiert, sondern es nutzt als spezielles Transportsystem eine Verbindung zu Proteinen. Dabei unterscheidet man zwei Typen der Fett-Eiweiß-Verbindungen, die man Lipoproteine nennt (Lipo = Fett; Protein = Eiweiß):

LDL: Die Low Density Lipoproteins (Lipoproteine von geringer Dichte) sind die cholesterinreichsten Lipoproteine, und sie befördern das Cholesterin zu den Organen und Körperzellen, in denen es gebraucht und weiterverarbeitet wird. Die LDL sind gewissermaßen das Frachtschiff oder der Tanker. Befinden sich die LDL-Partikel über einen längeren Zeitraum im Blutstrom, neigen sie zum Oxidieren. Das heißt, sie bilden ein Angriffsziel für freie Radikale und können ab einem bestimmten Punkt selber dazu werden und somit die Arterienwände schädigen. Ablagerungen an den Wänden der Blutgefäße, die nach neueren Erkenntnissen bevorzugt von den LDL-Partikeln gebildet werden, ebnen der Arteriosklerose und diese wiederum dem Herzinfarkt den Weg. Aus diesem Grund ist es besonders wichtig, viel Obst und Gemüse zu essen, um mithilfe der darin enthaltenen Antioxidantien den Oxidationsprozessen entgegenzusteuern. Wegen ihrer zellschädigenden Wirkung werden die LDL auch als das »schlechte« Cholesterin bezeichnet.

HDL: Die **H**igh **D**ensity **L**ipoproteins (Lipoproteine von hoher Dichte) nennt man das »gute« Cholesterin. Einerseits oxidiert es lange nicht so schnell wie die LDL. Andererseits stellt es im Cholesterinhaushalt eine Art Müllabfuhr dar, indem es überflüssiges Cholesterin aus den Körperzellen und der Arterienwand in die Leber zurücktransportiert.

Die Cholesterinwerte

Das Messen der Cholesterinwerte sollte zur Routine werden. So können Sie, bevor Sie ein Herzinfarkt ereilt, Ihre Ernährung und Lebensweise umstellen.

Richtwerte für Cholesterin

Gemessen werden Cholesterin und andere Blutfette in mg/dl (Milligramm pro Deziliter Blut). Angegeben sind hier die Durchschnittswerte, die altersabhängig etwas variieren.

GESAMTCHOLESTERIN
- Über 240 mg/dl = ungünstig – eine medikamentöse Behandlung ist häufig nicht auszuschließen
- 200 bis 240 mg/dl = grenzwertig – kann mithilfe einer gesunden Ernährung verbessert werden
- Unter 200 mg/dl = günstig – aber kein Freibrief für ungesundes Essverhalten

LDL-CHOLESTERIN

Diese Werte geben Ihnen Auskunft über das Risiko für Arteriosklerose und ihre Folgen (siehe »Faustregel«, Seite 258).
- Über 160 mg/dl = ungünstig – eine medikamentöse Behandlung ist häufig anzuraten
- 130 bis 160 mg/dl = grenzwertig – kann mithilfe einer gesunden Ernährung verbessert werden
- Unter 50 mg/dl = günstig – aber kein Freibrief für ungesundes Essverhalten

HDL-CHOLESTERIN
- Unter 35 mg/dl = ungünstig – eine medikamentöse Behandlung ist nicht auszuschließen
- 35 bis 45 mg/dl = grenzwertig – kann mithilfe einer gesunden Ernährung verbessert werden
- Über 45 mg/dl = günstig – aber kein Freibrief für ungesundes Essverhalten

TRIGLYCERIDE

Dies sind weitere wichtige Blutfette, die gemessen werden sollten. Triglyceride machen das Blut »dicker«, wodurch

*sich der Blutstrom verlangsamt. Und dies fördert wiederum
die Bildung von Blutgerinnseln, die durch Arterienverschluss
einen Herzinfarkt oder Schlaganfall hervorrufen können.*

- Über 400 mg/dl = ungünstig – eine medikamentöse Behandlung ist nicht auszuschließen
- 200 bis 400 mg/dl = grenzwertig – kann mithilfe einer gesunden Ernährung verbessert werden
- Unter 200 mg/dl = günstig – aber kein Freibrief für ungesundes Essverhalten

Faustregel: Die LDL-Werte sollten möglichst niedrig sein, die HDL-Werte möglichst hoch. So lässt sich das Risiko für eine Arteriosklerose senken. Sind die Werte im umgekehrten Verhältnis (LDL hoch, HDL niedrig), müssen Sie dringend Maßnahmen ergreifen. Eine gesunde Ernährungsweise – wie die Ernährung nach Gesundheitsfarben – und gegebenenfalls eine Gewichtsreduktion helfen, die Blutfettwerte zu regulieren. Mitunter kommt man an cholesterinsenkenden Medikamenten nicht vorbei, wobei die Behandlung mit den genannten Maßnahmen einhergehen muss.

Cholesterin, andere Herzinfarkt-Faktoren und die Ernährung

Auslöser des Herzinfarkts ist der Verschluss eines oder mehrerer Arterien, die das hart arbeitende Organ Herz mit Sauerstoff versorgen. An diesem Eklat sind im Vorfeld eine ganze Reihe von Faktoren beteiligt, dazu gehören Stress, Blutdruckprobleme sowie ein Ausufern des Triglycerid- und Homocysteinspiegels und die damit verbundene Neigung zur Blutgerinnselbildung. Ein Hauptakteuer ist das LDL-Cholesterin, das durch den Blutstrom wandert und sich bevorzugt als oxidierte LDL-Partikel an den Arterienwänden niederlässt. Eine erhöhte LDL-Konzentration ruft die Fresszellen (Makrophagen) auf den Plan, die für eine Entfernung der LDL-Partikel sorgen. Doch bei diesem »Fressprozess« können sich so genannte Schaumzellen bilden, die sich zusammen mit LDL-Partikeln in Form von Fettstreifen an der Arterienwand ablagern. Diese als Plaque bezeichneten Ablagerungen, an der sich auch noch andere Substanzen, zum Beispiel Blutplättchen, festsetzen, beschädigen nicht nur die Zellwand, sondern verengen auch die Ader dermaßen, dass der Blutfluss behindert wird.

Früher ging man davon aus, dass immer erst ein vollkommener Plaqueverschluss der Arterie zu einem Herzinfarkt führt. Doch erfahrungsgemäß kann bereits eine Verengung von 40 Prozent der Auslöser sein, wenn Blutgerinnsel die verengte Arterie verstopfen und die Sauerstoffzufuhr zum Herzen unterbrechen. Der davon betroffene Teil des Herzmuskels erleidet eine dauerhafte Beschädigung. Bei nicht gerade wenigen Menschen führt der Infarkt zum Tod.

Da Blutgerinnsel beim Herzinfarkt eine große Rolle spielen, sollten Menschen, bei denen Risikofaktoren (zum Beispiel Übergewicht, Rauchen) für einen Herzinfarkt vorliegen, nicht nur diese Faktoren abbauen, sondern auch mit ihrem Arzt über vorbeugende Blutverdünnungsmittel sprechen, beispielsweise über eine regelmäßige Einnahme von Aspirin. Die »Aspirin-Kur« sollte man sich aber nicht selber verordnen!

Cholesterin, Nahrung und Gene

Der Cholesterinspiegel reagiert auf so ziemlich alles, was wir zu uns nehmen, seien es Fette, Kohlenhydrate oder Ballaststoffe. Er spiegelt sowohl unser Essverhalten als auch den Zustand unseres Stoffwechsels wider. Bei vielen meiner Patienten habe ich beobachtet, dass der Cholesterinspiegel steigt, wenn sie sich häufig noch um Mitternacht den Bauch voll geschlagen haben. Hohe Cholesterinwerte sind auch ständige Begleiter der Übergewichtigen und der an Diabetes II Erkrankten.

Aber auch erblich bedingte Faktoren können unseren Cholesterinhaushalt beeinträchtigen. So bewirkt ein bekannter Gendefekt eine Veränderung der Proteine, die das Cholesterin durch den Blutstrom tragen. Diese als IIA-Hypercholesterinämie bezeichnete Störung bringt einen erhöhten Cholesteringehalt des Blutes und eine häufig exzessive Ablagerung von Cholesterin an den Arterienwänden mit sich.

Abgesehen von solchen Genstörungen, tragen wir wunderbare Erbanlagen in uns, die unseren Cholesterinhaushalt bestens in Ordnung hielten, wenn wir nicht andauernd querschießen würden. Warum begreifen so wenige Menschen in einem Zeitalter, in dem Herzerkrankungen tatsächlich der Killer Nummer eins sind, nicht diese einfache Tatsache: Eine Ernährung, die auf Pflanzenkost basiert, führt dem Körper wenig zusätzliches Cholesterin zu, während eine überwiegend cholesterinhaltige Nahrung unseren natürlichen Cholesterinhaushalt ins Chaos stürzen kann. Schauen Sie sich nur mal den nachfolgenden kleinen Bericht über eine Studie an.

Mit und gegen die Gene leben

Die Tarahumara-Indianer im Norden Mexikos arbeiten sehr viel körperlich und nehmen pro Tag 100 bis 150 Milligramm Nahrungscholesterin in einer auf Pflanzenkost basierenden Ernährung auf. Ihre Gesamtcholesterinwerte sind im Allgemeinen niedrig, sie liegen zwischen 100 und 150 mg/dl. Herzerkrankungen, Diabetes und Bluthochdruck treten kaum auf.

Ein genetisch gleich gelagerter Teil dieses Indianerstammes lebt im südlichen Arizona und ernährt sich auf die Weise, wie sie in westlichen Industrieländern vorherrscht. Bei einer täglichen Aufnahme von 300 bis 800 Milligramm Nahrungscholesterin liegen die Gesamtcholesterinwerte dieser Menschen zwischen 200 und 300 mg/dl. Und bei ihnen ist die weltweit höchste Rate an Übergewicht und Bluthochdruck zu beobachten.

Die Gene der Tarahumara-Indianer sind an das harte Leben in den Bergen Nordmexikos angepasst, nicht an ein Leben wie in Arizona – mit wenig körperlicher Aktivität, Doughnuts, Kuchen, Keksen und allerlei anderer Nahrung mit versteckten Fetten und diversen Zuckersorten. Darauf reagiert der Körper dieser Menschen mit Fettablagerungen, Übergewicht und hohen Cholesterinwerten.

Es gibt aber auch andere Genkonstellationen. Die Massai in Afrika zum Beispiel ernähren sich hauptsächlich von Fleisch, Milch und Rinderblut – und haben extrem niedrige Cholesterinwerte. Herzerkrankungen sind bei den noch ursprünglich lebenden Massai fast unbekannt. Die Grundstruktur ihrer Gene ist so gelagert, dass ihr Körper die hohe

Zufuhr an Nahrungscholesterin mit einer entsprechenden Absenkung der körpereigenen Cholesterinproduktion ausgleicht.

Damit zeigt sich auch, dass man die Genprogramme der Menschen nicht weltweit über einen Kamm scheren kann, sondern schon einen genaueren Blick auf den Ursprung werfen muss. Mir wurde das einmal sehr bewusst, als ich auf einem Kongress einen brillanten Wissenschaftler traf, dem ich zu einer besseren Gesundheit verhelfen wollte. Dieser Mann, Mitte vierzig, schleppte mindestens vierzig Pfund Übergewicht mit sich herum. Während des Kongresses sah ich ihn nur fettes Fleisch und Süßspeisen essen. Also plante ich, ihm ein Gesundheitsprogramm vorzusetzen, mit dem sich sein zweifellos hoher Cholesterinspiegel und seine Pfunde reduzieren. Von wegen! Der Cholesterintest ergab einen Gesamtcholesterinwert von gerade mal 120 mg/dl. Im Gespräch erfuhr ich dann, dass bei ihm wohl die Genkonstellation seiner skandinavischen Urahnen, die sich hauptsächlich mit tierischer Kost ernährten, vorlag. Dementsprechend antwortete sein Körper auf ein hohe Nahrungscholesterinzufuhr mit einer Drosselung des körpereigenen Cholesterins.

Was den Cholesterinspiegel senkt

Cholesterinsenkende Medikamente blockieren das Enzym, das für die Produktion des körpereigenen Cholesterins nötig ist. Außerdem dämmen sie die Cholesterinablagerungen an den Arterienwänden und die Neigung zur Bildung von Blutgerinnseln ein. Diese Medikamente beugen zwar einem Herzinfarkt vor, haben aber eine ganze Reihe unerfreulicher

Nebenwirkungen. Wie so manch andere Medikamente werden auch diese Mittel häufig verschrieben, ohne zu prüfen, ob natürliche Stoffe nicht genauso gut helfen können, den Cholesterinspiegel zu senken. Solche Substanzen finden sich in der Nahrung, zum Beispiel die Phytosterine in Sojabohnen, Sonnenblumenkernen, Nüssen, Sesamsamen und Kaktusfeigen; Saponine in Hülsenfrüchten und Spargel, Sulfide oder Senföle in Zwiebeln, Porree oder Knoblauch; Limonoide im ätherischen Öl der Limonen und in Orangenschalen oder Tocotrienole in Pflanzenöl, wie Reiskleieöl, das auch Vitamin E enthält.

Homocystein – die neu erkannte Gefahr fürs Herz?

Homocystein ist eine der vielen Aminosäuren (der Bausteine der Proteine), die unser Körper für seinen Eiweißstoffwechsel benötigt. Man findet sie nicht in der Nahrung, sondern sie fällt im Körper beim Ab- und Aufbau der Aminosäuren Methionin und Cystathion an. Letztere wird in das wichtig Antioxidans Glutathion umgebaut. Für diese Prozesse sind Folsäure sowie die Vitamine B_{12} und B_6 unerlässlich. Also Vitamine, die in reichlichem Maß in pflanzlicher Kost enthalten sind.

Wie sich herausgestellt hat, haben Menschen mit einem hohen Homocysteinspiegel ein hohes Risiko für Herzinfarkt, Schlaganfälle, »Raucherbeine«, Thrombosen oder Bluthochdruck. Diese unter anderen möglichen Krankheiten stehen in Verbindung mit der Erkenntnis, dass Homocystein durch Förderung der Oxidation von Cholesterinverbindungen deren Ablagerung an den Gefäßwänden erheblich begünstigt. Außerdem besteht ein Zusammenhang mit DNA-Beschädigungen sowie einem erhöhten Krebsrisiko.

Als Ursache für einen hohen Homocysteinspiegel gilt insbesondere die im Rahmen unserer modernen Ernährung verstärkte Zufuhr von Methionin. Da es sich hierbei um eine essenzielle Aminosäure handelt, die der Körper nicht selbst herstellen kann, muss sie über die Nahrung zugeführt werden.

Trifft nun eine erhöhte Zufuhr von Methionin (reichlich in Fleisch, Käse und anderen Milchprodukten enthalten) mit einem Mangel an den Vitaminen B_{12}, B_9 (Folsäure) und B_6 zusammen, steigt der Homocysteinspiegel gefährlich in die Höhe. Da diese Konstellation in unserer heutigen Zeit häufig vorkommt, betrachten Experten Homocystein als neue Gefahr Nummer eins fürs Herz.

Die Messung des Homocysteinspiegels beim regelmäßigen Gesundheits-Check sollte genauso zur Routine werden wie das Messen der Cholesterinwerte. Ältere Menschen müssen mithilfe ihres Arztes auf die altersbedingte schlechtere Aufnahme von Vitamin B_{12} achten und bei einem Mangel für eine ausreichende Zufuhr sorgen, zum Beispiel in Form von Injektionen.

Gesundheitsfarben-Pluspunkte für Ihre Gesundheit

Ich denke, den Nutzen, den das Einbinden von Obst und Gemüse in die Ernährung Ihrer Gesundheit bringt, wird Ihnen immer klarer. Mit der Ernährung nach Gesundheitsfarben –

verbunden mit ausreichender körperlicher Bewegung – bekommen Sie eine gute Chance, sich vor Herzinfarkt und anderen Gesundheitsstörungen zu schützen. Lassen Sie mich die Pluspunkte nochmal kurz zusammenfassen:

- Ohne zu hungern, reduzieren Sie die Kalorienaufnahme, indem Sie fett- und zuckerreiche Snacks durch schmackhafte, kalorienarme Nahrungsmittel ersetzen.
- Sie vermeiden eine übermäßige Aufnahme von Omega-6-Fettsäuren und sorgen damit für das wichtige Gleichgewicht zwischen Omega-6- und Omega-3-Fettsäuren in Ihrem Körper.
- Sie nutzen die ganze Bandbreite der schützenden Stoffe und Antioxidantien, die Obst und Gemüse ihre Farben verleihen.
- Sie führen Ihrem Körper mehr Ballaststoffe zu, darunter auch die löslichen Ballaststoffe, die helfen, überflüssige Cholesterinpartikel aus Ihrem Körper zu entfernen.
- Sie nehmen mehr Phytosterine zu sich, die helfen, den Cholesterinspiegel zu senken, indem sie die Aufnahme von zusätzlichem Cholesterin aus der Nahrung hemmen.

Sieben Gesundheitsfarben bilden einen Schutzmantel, der Sie gesünder, fitter und – wenn nötig – schlanker macht!

13 Tun Sie etwas gegen Krebs

Das Werden und Vergehen, wie es in unserem Leben und in der Natur stattfindet, ist ein Zyklus, der sich auch in unseren Körperzellen wiederfindet. Die Zellen leben für eine bestimmte Zeit und sterben dann. So erneuert sich Gewebe, so werden kranke durch gesunde Zellen ersetzt. Der individuelle Lebenszyklus einer jeden Zelle dient der Funktionstüchtigkeit all unserer Organe.

Wenn Zellen aus der Reihe tanzen

Die Lebensdauer einer jeden Körperzelle wird von dem genetischen Programm, das sie in sich trägt, bestimmt. So ist auch der Zelltod – die Apoptose – vorprogrammiert. Mutationen, also zufällige Veränderungen in der Erbinformation, können die Apoptose verhindern und die Zelle veranlassen, sich zu vermehren und kontinuierlich weiterzuwachsen. Gesunde Zellen teilen sich etwa zwanzigmal, bevor sie sterben.

Viele dieser Mutationen sind bedeutungslos oder harmlos, und die meisten Beschädigungen des genetischen Materials werden von den körpereigenen Systemen repariert. Doch bei manchen Veränderungen verläuft es nicht planmäßig, und die veränderte Zelle bildet den Grundstein für eine Krebserkrankung. Findet sie bestimmte Voraussetzungen vor, wächst sie und breitet sich vehement und ungehindert aus. Diese Form der Veränderung wird nicht von den Eltern auf die Kinder vererbt, sondern ist Antwort der individuellen Gene auf Störmanöver der Umwelt, wozu Luftverschmutzung oder Rauchen genauso gehören wie das falsche Essverhalten.

Die krebsgefährdeten Organe

Anfällig für die Bildung von Krebszellen sind vor allem die Organe, deren Zellproduktion das ganze Leben lang sehr aktiv im Gange ist, zum Beispiel die Brust, die Geschlechtsorgane, der Darm, die Haut, der Magen, die Lungen und die Blase. In diesen Organen erfolgt die Replikation der DNA wesentlich häufiger als in den Zellen anderer Organe, und dementsprechend bestehen mehr Möglichkeiten für eine fehlerhafte Veränderung, also für Zufallsfehler. Für die Fehlerquote spielt auch eine Rolle, ob ein Organ stark irgendwelchen Giften ausgesetzt ist, wie zum Beispiel der Darm, oder ob Hormone das Zellwachstum in einem starken Maß bestimmen, wie dies beispielsweise bei den Eierstöcken, der Gebärmutter oder der Prostata der Fall ist.

Wie schon gesagt, führt nicht jede Zellmutation zur Entwicklung von Krebszellen, da unser Körper über schlagkräftige Reparatur- und Abwehrmechanismen verfügt. Wie individuell diese Mechanismen funktionieren, sieht man an der Tatsache, dass nicht jeder Raucher an Lungenkrebs erkrankt. (Das soll aber niemanden daran hindern, sofort mit dem Rauchen aufzuhören!)

Nicht verschweigen darf man, dass bei manchen Menschen die Neigung zur Krebszellenbildung von Geburt an in ihrem persönlichen genetischen Programm verankert ist.

Doch der Ausbruch einer Krebserkrankung allein aufgrund dieser genetischen Konstellation kommt äußerst selten vor. In aller Regel bildet sie nur ein Glied in der bereits erwähnten Krebs fördernden Faktorenkette (falsche Ernährung, negative Umwelteinflüsse).

Krebs ist eine Zivilisationskrankheit

In den so genannten Industrieländern ist die durchschnittliche Lebenserwartung gestiegen, die Kindersterblichkeit gesunken. Hygiene und Ernährung bewegen sich auf einem hohen Niveau. Viele Infektionskrankheiten haben ihren Schrecken verloren, während chronische – vor allem mit dem Alter einhergehende – Erkrankungen das moderne Bild der Welt verdüstern. Den größten Schatten wirft dabei der Krebs, der überwiegend nach dem fünfzigsten Lebensjahr ins Licht der gesundheitlichen Scheinwerfer rückt.

Forschung und Medizin arbeiten kontinuierlich an neuen, besseren Möglichkeiten der Krebsfrüherkennung und -behandlung. Zum Teil mit erfreulichen Erfolgen, zum Teil mit einem Gefühl der Machtlosigkeit. Für jeden von uns heißt das: Wir dürfen weder die Augen vor diesem Gespenst verschließen noch uns in einer falschen Sicherheit wiegen, denn ein beträchtliches Stück weit kann jeder selber Vorsorgemaßnahmen ergreifen. Sehen wir uns ein paar Fakten an:

Die Krebsrate liegt in hoch entwickelten Ländern fünf bis fünfzehnmal höher als in den sich noch entwickelnden Ländern. In Regionen, in denen die Nahrung hauptsächlich aus Obst, Gemüse und Vollkornprodukten besteht, ist die Krebsrate wesentlich niedriger als in Ländern mit der typisch westlichen Ernährung, die vorwiegend aus fettreichem Fleisch, raffinierten Mehlen, Ölen und Zuckern besteht.

Wandern Menschen aus krebsrisikoarmen Ländern, zu denen zum Beispiel Japan zählt, in ein Land mit hoher Krebsrate aus, beispielsweise in die USA, dann erhöht sich ihr Krebsrisiko innerhalb einer Generation. Und das ist eine Folge der Anpassung an die schlechteren Ernährungsgewohnheiten und die ungesunde Lebensweise der neuen Heimat.

Zahlreiche Studien beweisen, dass Essverhalten und Lebensweise in Verbindung mit der Entwicklung und Ausbreitung von Krebszellen im Körper stehen – selbst nach einer Krebsbehandlung. Onkologen (Spezialisten für Tumorerkrankungen) und Ernährungswissenschaftler lassen nicht locker, immer mehr Erkenntnisse über Ernährung und Lebensweise im Zusammenhang mit Krebs anzustreben, um der Bildung oder Ausbreitung der Krebszellen vorzubeugen oder Einhalt zu gebieten.

Wie Krebszellen entstehen und sich ausbreiten

Die Krebsentstehung und -entwicklung kann Jahre dauern. Man unterscheidet dabei mehrere Phasen:

1. Initiation: Eine Beschädigung der genetischen Information der Zelle, der DNA, löst den Startschuss aus, das heißt, eine normale Zelle oder Zellgruppe wird in eine krebsartige Zelle beziehungsweise Zellgruppe umgewandelt. Die fehlerhafte Erbinformation wird bei der Replikation an die Tochterzellen weitergegeben, sodass sich weitere Zufallsfehler ansammeln.

2. Promotion: Wird diese fehlerhafte (krebsartige) Zelle oder Zellgruppe nicht vom Abwehrsystem des Körpers entfernt, erfolgt ein Prozess, der die Entstehung eines Tumors (einer Zellgruppe) fördert und den Weg zu einem Primärtumor ebnet.

3. Progression und Invasion: Die fehlerhafte Zellgruppe wuchert weiter und bildet einen Primärtumor, der eigene Blutgefäße entwickelt, die ins Nachbargewebe eindringen und Organfunktionen beeinflussen. Man spricht jetzt nicht mehr von krebsartigen Zellen, sondern von Krebszellen.

4. Metastase: Zellen des Primärtumors brechen aus und wandern über das Blutkreislauf- und Lymphsystem in andere Organsysteme. Dort wuchern sie weiter und greifen auf das umgebende gesunde Gewebe über. Spezielle Proteine fördern die Bildung von Blutgefäßen, die den neuen Tumor nähren. Andere Proteine regen sowohl den Primärtumor als auch die Metastasen an, sich in angrenzenden Geweben auszubreiten.

Wenn Krebszellen wuchern, überschreiten sie jede Grenze, die Gewebe oder Organe voneinander trennen. Je nach Ausgangspunkt wandern die Krebszellen in bestimmte Gewebe, zum Beispiel greifen die Prostatakrebszellen auf die Wirbelsäule über, während die Darmkrebszellen sich in der Leber ausbreiten. Der genetische Einfluss auf die Metastasen ist sehr komplex und noch wenig erforscht. Dieser Einfluss umfasst den Code für die Ausbreitung von Krebszellen genauso wie den für DNA-Reparaturen oder die Aktivierung des Immunsystems. Weltweit sind Onkologen dabei, diesen Einfluss zu erforschen, um einen Weg zu finden, die Ausbreitung des Krebses im Körper zu verlangsamen und – die Idealvorstellung – zu verhindern.

Die Rolle der Ernährung und Umwelt

Berichte über Studien zählen nicht unbedingt zur spannenden Lektüre. Wenn es jedoch um den Zusammenhang von Krebs und Ernährung geht, sind die folgenden Ergebnisse eigentlich für jeden interessant, denn sie demonstrieren den hohen Stellenwert der Ernährung im Krebsbildungsprozess auf markante Weise.

Fest steht, dass es Länder mit großem und welche mit geringem Krebsrisiko gibt. An Unfallopfern aus beiden Ländergruppen hat man Autopsien durchgeführt. Bei der mikroskopischen Untersuchung der Gewebe fand man bei allen Opfern einen gleich großen Ansatz für Brust- beziehungsweise Prostatakrebs. Mit anderen Worten: Die Bildung von krebsartigen Zellen in manchen Bereichen des Körpers ist ein Phänomen, das generell während des Alterungsprozesses des Menschen auftritt. Bei der Autopsie von zwanzig- bis dreißigjährigen Männern hat man in der Regel keine Krebszellen entdeckt, während man bei den vierzig- bis sechzigjährigen die Vorstufen dieser Zellen fand, und bei einer signifikanten Anzahl von über sechzigjährigen Männern stellte man die Anfänge von Prostatakrebs fest. Die Anzahl jener Tumore, die sich zu einer medizinisch erfassbaren Dimension entwickelten, lag in den Ländern mit hohem Krebsrisiko fünf- bis zehnmal höher als in jenen mit niedrigem. In Letzteren zeigte sich, dass die Tumore sich langsamer entwickelten und ausbreiteten.

Bei Frauen, die in Länder mit hohem Krebsrisiko auswandern, erhöht sich das persönliche Krebsrisiko innerhalb von fünfzehn Jahren. Und bei einer Verlagerung des ständigen Wohnortes in umgekehrter Richtung senkt es sich.

Alles deutet also darauf hin, dass die Ernährung eine ganz besonders wichtige Rolle spielt, sobald krebsartige Zellen oder Krebszellen im Körper vorhanden sind. Die Ernährung kann deren Wachstum hemmen oder anregen!

Wie aus Zellen mit Zufallsfehlern Krebs wird

Für die Wissenschaft ist es gar nicht so einfach festzustellen, welche Substanzen karzinogen, also Krebs erzeugend sind, und welche nicht. Viele an sich karzinogene Stoffe werden von Abwehrsystemen unseres Körpers schachmatt gesetzt und entsorgt. Sie erinnern sich? Die Antioxidantien in Obst und Gemüse sind dabei schlagkräftige Helfer.

Bekannte karzinogene Stoffe sind Pestizide, die in Zigaretten enthaltenen Gifte oder heterozyklische Amine, die beim Braten oder Backen aus den Aminosäuren, Kreatin und Zucker im Fleisch entstehen. Bestimmte Enzyme können derartige Substanzen in potenzielle Krebserreger und DNA-Beschädiger umwandeln. Gegenspieler dieser Enzyme sind die antioxidativen Stoffe, die beispielsweise in Brokkoli oder Rosenkohl enthalten sind.

Lassen Sie sich von Ihrer Nahrung schützen

Dass freie Radikale die DNA beschädigen und damit Genmutationen hervorrufen können, die möglicherweise zu Krebs führen, habe ich Ihnen schon am Anfang des Buches berichtet. Sie haben nun auch schon viel über die Antioxidantien erfahren, die den freien Radikalen das Handwerk legen und sie außer Gefecht setzen, bevor ihr zerstörerisches Werk beginnt. Manche der Antioxidantien kann der menschliche Körper selbst herstellen, andere müssen über die Nahrung zugeführt werden, oder es muss sowohl das eine als auch das andere erfolgen. Unbestritten ist heute, dass die wichtigsten Antioxidantien, die einer Krebserkrankung vorbeugen können, aus dem Obst und Gemüse kommen. Da sich weder die Aufnahme von karzinogenen Stoffen aus der Umwelt noch deren Bildung in unserem Körper vollkommen vermeiden lässt, sollten wir uns in unserer Ernährung der Beschützer unserer Gesundheit bedienen – und Obst und Gemüse in ausreichender Menge zum Bestandteil unserer täglichen Nahrung machen.

Essgewohnheiten, die Krebs fördern

Die Genforschung wird in den nächsten Jahren noch mit zahlreichen Erkenntnissen aufwarten, die uns vor Krebs beschützen oder seine Behandlung effizienter machen. Doch auch das, was wir heute schon wissen, zeigt, dass eine falsche Ernährung neben Krebs zahlreiche andere Krankheiten massiv fördert. Und im Umkehrschluss: Eine gesunde Ernährung schützt Ihre Gesundheit! Lassen Sie mich das Falsche noch einmal kurz zusammenfassen:

Übergewicht: Die Amerikanische Krebsgesellschaft finanziert eine riesige Dauerstudie, die vor etwa dreißig Jahren begann. An inzwischen 750 000 Menschen untersuchte man, welche Lebensweisen sich Krebs fördernd auswirken können. Dabei kristallisierte sich das Übergewicht in Zusammenhang mit Brust-, Darm-, Bauchspeicheldrüsen-, Eierstock-, Gebärmutter-, Leber- und Gallenblasenkrebs als einer der »Haupttäter« heraus.

Obst und Gemüse: Weltweit haben die Studien ergeben, dass Menschen, die täglich etwa ein Pfund Obst und Gemüse verzehren, ein geringeres Risiko haben, an Lungen-, Speiseröhren- oder Magenkrebs zu erkranken. Selbst Rauchern nutzen die Pflanzenstoffe: Japaner, die viel grünes und gelbes Gemüse verspeisen und rauchen, erkranken weniger häufig an Lungenkrebs, als jene, die derartige Nahrung nicht zu sich nehmen. Unzählige Studien beweisen, dass Obst und Gemüse einen äußerst wichtiger Bestandteil der Krebsvorbeugung darstellen.

Nährstoffmangel: Hier schließt sich der Kreis zu Obst und Gemüse, denn beides gehört zu den Nahrungsmitteln, die unseren Körper mit den lebenswichtigen und schützenden Nährstoffen versorgen, seien es Vitamine, Mineralstoffe oder die anderen bioaktiven Substanzen der Pflanzen, die unter dem Begriff sekundäre Pflanzenstoffe bekannt geworden sind. Keine Studie dieser Welt bezweifelt, dass Nährstoffmangel ein aggressiver Verursacher zahlloser Krankheiten ist.

Essgewohnheiten, die einer Krebserkrankung vorbeugen können

Die nachfolgenden Nährstoffe und Substanzen bilden eine hochwirksame Apotheke der Krebsvorbeugung. Sie helfen, der Entstehung und der Ausbreitung von Krebszellen in unserem Körper entgegenzusteuern.

Nährstoffe, die Krebs vorbeugend wirken

Nährstoffe	*Wirkung*
Carotinoide *Farbgruppen:* *orange; rot;* *gelb/grün*	Fördern die Kommunikation zwischen den Zellen und helfen so dem Körper, der Ausbreitung von Krebszellen entgegenzuwirken.
Ellagensäure *Farbgruppe:* *rot/purpur*	Hemmt die Bindung von karzinogenen Stoffen an die DNA.
Folsäure *Farbgruppe:* *gelb/grün*	Korrigiert Ungleichgewichte bei chemischen Verbindungen der DNA.
Genistein (ein Isoflavonoid, u. a. in Soja enthalten)	Fördert den genetisch programmierten Zelltod und damit die Bildung neuer, gesunder Zellen; hemmt das Wachstum von neuen Blutgefäßen, die gebildet werden, um einen wachsenden Tumor zu nähren.
Glucosinolat (in Rettich, Kresse, Senf und Kohl enthalten)	Bieten Schutz vor Krebs; können im Körper in Isothiocyanat (siehe unten) umgewandelt werden.
Isothiocyanat (in Brokkoli enthalten)	Hilft zu verhindern, dass karzinogene Stoffe in Kontakt mit der DNA kommen.

Nährstoffe	Wirkung
Kalzium	Hemmt im Darm die Aufnahme von karzinogen Stoffen; verlangsamt die normale Zellteilung im Darm und beugt so der Bildung von Darmpolypen und Krebszellen vor.
Limonoide *Farbgruppe: orange/gelb*	Hemmen die Cholesterinsynthese, die das Wachstum von Krebszellen fördert.
Polyphenole (u. a. in schwarzem und grünem Tee enthalten)	Sind hochwirksame Antioxidantien und hemmen das Wachstum von neuen Blutgefäßen in Krebszellen.
Sulfide, Senföle *Farbgruppe: weiß/grün*	Schützen vor schädlichen Oxidationen, welche die DNA beschädigen.
Sulphoraphan *Farbgruppe: grün* (in Kohlsorten enthalten)	Fördert den Abbau und die Entsorgung von karzinogenen Stoffen durch die Leber.
Vitamin E (in Vollkorn, Nüssen und Samen enthalten)	Neutralisiert freie Radikale, die am Entstehungs- und Wachstumsprozess von Krebszellen beteiligt sind; stärkt das Immunsystem, das eine herausragende Rolle im Kampf gegen Krebs spielt.

Krebsschutz in Form von Pillen?

Viele der Pflanzenstoffe, die man untersucht hat, wirken auf mehrfache Weise als Krebsschutz. Sulphoraphan zum Beispiel, das in Rosenkohl und Brokkoli enthalten ist, fördert die Enzymaktivitäten, die der Bildung von Krebszellen entgegenwirken. Gleichzeitig ist es ein Antioxidans, das den

Aufbau des ebenfalls antioxidativ arbeitenden Glutathions anregt.

Krebsforscher fragen mich häufig, warum wir nicht einfach die vor Krebs schützenden Pflanzensubstanzen isolieren und ein neues Medikament daraus machen. Schön wär's, wenn das ginge, aber der entscheidende Punkt – das komplizierte Zusammenspiel einer ganzen Reihe von Nährstoffen – lässt sich nicht in einer Pille einfangen. Der beste Beweis dafür ist die Chemotherapie, die bei einer Krebserkrankung eingesetzt wird, wenn eine aggressive, schlagkräftige Behandlung nötig ist. Hierbei werden Wirkstoffcocktails eingesetzt, die sich bei vielen Krebsarten als sehr erfolgreich bewiesen haben (abhängig von den individuellen Umständen, ein hundertprozentiges Allheilmittel ist die Chemotherapie leider nicht).

Meiner Meinung nach ist die Krebsforschung im Hinblick auf die mit Wirkstoffen verbundene Behandlung noch lange nicht ausgeschöpft. Statt auf einzelne Wirkstoffe zu starren, sollte man sich verstärkt darauf konzentrieren, wie die gesamte Ernährung sich auf das Krebsrisiko und den Verlauf einer Krebserkrankung auswirkt. Und wir müssen dabei Biomarker (Anzeiger) finden, die den Behandlungserfolg anzeigen – so, wie uns der Cholesterinspiegel als Biomarker signalisiert, welchen Einfluss unsere Ernährungsweise auf das Risiko für Herzerkrankungen hat. Mit Markern, die das Vorliegen oder Nichtvorliegen von Krebszellen anzeigen, arbeiten die Onkologen schon seit längerer Zeit. Auch dem Zusammenhang zwischen Ernährung und Krebs schenkt die Forschung viel Aufmerksamkeit, aber ich denke, dass das Potenzial in dieser Richtung noch sehr groß ist und noch viele Chancen in sich birgt. Jeder Cent, der in diese Forschung gesteckt wird, dürfte sich für uns mehrfach auszahlen.

Fette, Fettsäuren und Krebs

Zahlreiche Studien haben einen Zusammenhang zwischen der Aufnahme von Fetten und Fettsäuren über die Nahrung und der Entstehung von Krebs gezeigt. Dr. Homer Black vom Baylor College of Medicine und seine Kollegen machten eine Studie mit Hautkrebspatienten. Die Hälfte der Teilnehmer nahm sehr fettreiche Nahrung zu sich, die andere Hälfte wechselte zu einer fettarmen Ernährung über. Die Forscher stellten fest, dass sich bei den Teilnehmern der »fettarmen Gruppe« weitaus weniger neue Krebszellen entwickelten als bei denen in der »fettreichen Gruppe«.

Fette können auf unterschiedliche Weise die Bildung und Ausbreitung von Krebszellen im Körper beeinflussen: Unter bestimmten Umständen können ungesättigte Fette aus Gemüse und Pflanzenölen oxidieren und eine übermäßige Anzahl freier Radikale im Körper hervorrufen. Und sehr fettreiche Nahrung führt zu Überernährung und Übergewicht, da Fette zweimal so viele Kalorien pro Gramm enthalten wie Proteine oder Kohlenhydrate.

Neuere Forschungen haben ergeben, dass es nicht nur auf die Menge der zugeführten Fette ankommt, sondern in starkem Maß auch auf die Art der Fette. Eine hohe Zufuhr von Omega-6-Fettsäuren über Nahrungsfette fördert das Tumorwachstum, während Omega-3-Fettsäuren das Wachstum bremsen. Physiologisch gesehen, ist das logisch, denn Omega-3-Fettsäuren haben eine Anti-Entzündungswirkung, während Omega-6-Fettsäuren als entzündungsfreundlich gelten. Dass eine Verbindung zwischen Entzündungsprozessen und Krebsentwicklung besteht, weiß man, seit entzündungshemmende Mittel in der Krebsbehandlung eingesetzt werden.

Probiotische Bakterien

Bakterien sind in jedem Organismus, der sich auf unserer Erde befindet, gegenwärtig. So sind in jedem Menschen über hundert Millionen Bakterien zu finden, die im Allgemeinen in bestem Einklang mit unserem Körper in uns leben – und er mit ihnen. Die meisten sind nützliche Helfer in unserem Körperhaushalt, einige erweisen sich allerdings als bösartig oder können bösartig werden.

Manche Bakterienstämme stärken das Immunsystem der Kinder, um ihr Wachstum zu fördern und zu sichern. Andere sorgen in unserem Magen-Darm-Trakt für den reibungslosen Ablauf unserer Verdauung. Sie helfen, Unverdauliches aus dem Körper hinauszubefördern, und sorgen für Substanzen, die ein normales Zellwachstum im Darm gewährleisten. In Laborversuchen hat man simuliert, was geschieht, wenn ein Säugetier in einer vollkommen bakterienfreien Umwelt lebt. Die Folgen: Es entwickelte sich ein instabiles Immunsystem, und die Anfälligkeit für Infektionen steigerte sich vehement.

Heute weiß man, dass zum Beispiel Hüttenkäse, Joghurt und Buttermilch probiotische Bakterienstämme enthalten, die unseren Darm besiedeln und unser Immunsystem günstig beeinflussen. Und sie nehmen den »Konkurrenzkampf« mit den ungesunden Bakterien auf, die versuchen, unser Verdauungssystem anzugreifen. Zu den »guten« Bakterien gehören zum Beispiel *Lactobacillus acidophilus* und *Lactobacillus bifidus*.

Welchen Einfluss die »bösen« Bakterienstämme auf die Entwicklung von Krebs haben, weiß man heute noch nicht so genau. Fest steht jedoch, dass Menschen, die probiotische Nahrung zu sich nehmen, länger leben und dies eventuell dem geringeren Krebsrisiko zuzuschreiben ist.

Einen direkten Krebs vorbeugenden Effekt der probiotischen Bakterien kennt man in Verbindung mit der Gallensäure, die ja bei der Verdauung eine wichtige Rolle spielt: Wenn Gallensäure den Darm passiert, können die »bösen« Bakterien sie in karzinogene Sekundärgallensäure umwandeln. Dieser Prozess wird in der Regel von den »guten« Bakterien gehemmt beziehungsweise verhindert. Sie produzieren auch kurzkettige Fettsäuren, wie beispielsweise Buttersäure, die dafür sorgen, dass der Lebenszyklus der Darmzellen normal abläuft. Außerdem absorbieren und verstoffwechseln sie potenziell karzinogene Substanzen. Wenn diese Stoffe im Darm entstehen, greifen sie direkt die DNA der Darmzellen an und fördern damit die Entstehung von Darmkrebs.

Die »guten« probiotischen Mikroorganismen sind als so genannte lebende Bakterienstämme in entsprechend gekennzeichneten milchsauren Milchprodukten enthalten (Joghurt, Hüttenkäse, Quark). Diese Bakterienkulturen bezeichnet man international als Probiotika. Der regelmäßige Verzehr von probiotischen Produkten hat erwiesenermaßen eine äußerst günstige Wirkung auf die Darmflora und das Immunsystem. Nach unseren heutigen Erkenntnissen bilden Probiotika in Verbindung mit ballaststoffreicher, fleischarmer und antioxidantienreicher Ernährung eine solide Basis für den Schutz vor Krebs.

Früherkennung erhöht die Heilungschancen

Die Krebsfrüherkennungsmaßnahmen haben zwar nichts mit der Ernährung zu tun, aber wenn man das Thema Krebs anspricht, muss man auch auf diese Möglichkeiten explizit hinweisen. Dank der modernen Medizintechnologie können wir heute eine Krebserkrankung früher erkennen und behandeln als jemals zuvor. Da gibt es die Mammographie zur Früherkennung von Brustkrebs, Tumormarker, die frühzeitig Prostatakrebs anzeigen, Darmspiegelungen, die häufig Darmkrebs im Ansatz erkennen lassen, Biopsie, also Gewebeuntersuchungen, mit deren Hilfe Gebärmutter- oder Hautkrebs früh erkannt werden kann. All diese Maßnahmen helfen zusammen mit einer gesunden Ernährung, unsere Gesundheit zu schützen und lange zu erhalten. Wir sollten sie alle nutzen!

14 Ernährung als Jungbrunnen?

Zyniker bezeichnen das Älterwerden als chronische Krankheit. Vielleicht bringt es die Wissenschaft ja irgendwann einmal fertig, den Alterungsprozess wie eine derartige schleichende Erkrankung nachhaltig zu verlangsamen. Das Ziel dieser Forschungen ist, dem Menschen ein möglichst langes, gesundes Leben zu verschaffen, sodass der Tod nach einer maximalen Spanne mit höchster Lebensqualität eintritt.

Länger vitaler leben

Der etwas paradox klingende Spruch »Ich möchte jung im hohen Alter sterben« spiegelt das Denken unserer Zeit wider. So weit hergeholt ist dieser Wunsch aber gar nicht. Doch lassen Sie uns erst einmal die Frage beleuchten: »Warum altern wir?« Diese Frage stellen sich die Menschen, seit es Menschen gibt. Warum sind wir nicht so gebaut, dass wir unser Leben lang bei bester Gesundheit sind, unserer Haut glatt und zart bleibt, das Sehvermögen sich nicht verschlechtert, die Haare nicht grau werden, Muskeln und Gelenke geschmeidig ihren Dienst tun und unser Geist brillant und leistungsfähig bis ans Ende unserer irdischen Tage glänzt?

Warum altern wir?

Was geht im Verlauf des Älterwerdens in unseren Millionen und Abermillionen Körperzellen vor sich? Können wir die

Prozesse, die uns alt machen, stoppen? Davon sind wir noch weit entfernt. Aber weltweit arbeiten die Forscher in Laboren mit Würmern, Fruchtfliegen und Mäusen, um den Alterungsvorgängen auf die Spur zu kommen. Einiges hat man schon herausgefunden, was uns zumindest hilft, zu verstehen, was beim Altern in unserem Körper passiert.

Jeder jenseits des vierzigsten Lebensjahres spürt, dass sich sein Körper verändert. Bei manchen treten die Veränderungen langsamer zu Tage, bei anderen schneller. Jeder von uns kennt Personen, die viel jünger aussehen, als in ihrem Pass steht, oder – umgekehrt – deren Aussehen ihrem biologischen Alter weit vorauseilt. Verantwortlich für diese individuellen Unterschiede ist unser Erbgut mit seiner genetischen Programmierung. Eine ausschlaggebende Bedeutung kommt aber auch der Ansammlung von DNA-Schädigungen zu, die im Lauf des Lebens geschehen – unter anderem durch falsche Ernährung. Auf die eine oder andere Art bescheren uns unsere Gene auch altersbedingte Erkrankungen wie Osteoporose, Hirnleistungsstörungen (darunter Altersdemenz und die Alzheimer-Krankheit) und Augenprobleme wie den Grauen oder Grünen Star. Allerdings bewegt sich bei den Alterskrankheiten die Wissenschaft immer noch auf einem recht dünnen Boden der Erkenntnis.

Wir leben länger denn je

Auch wenn wir über den Alterungsprozess noch nicht allzu viel wissen, ist eines klar: Vom Anbeginn der Menschheit bis heute ist die durchschnittliche Lebenserwartung der Menschen Schritt für Schritt deutlich gestiegen. In der römischen

Antike war die Chance gering, sehr viel älter als Mitte zwanzig zu werden. Im 19. Jahrhundert lag die Scheide zwischen Leben und Tod um Mitte vierzig. Bei den Anfang des 20. Jahrhunderts Geborenen liegt die durchschnittliche Lebenszeit bei sechzig bis siebzig Jahren. Und unseren Babys, die heute auf die Welt kommen, prognostiziert man das mehr als hundert Jahre dauernde Leben. Den großen Lebenserwartungssprung im 20. Jahrhundert haben wir vor allem den modernen medizinischen Erkenntnissen im Bereich der Vorbeugung und Behandlung von Infektions- und Herzerkrankungen zu verdanken.

Je besser wir den Alterungsprozess erforschen und verstehen, umso höher wird wohl die Lebenserwartung steigen, und die Menschen werden bei guter Gesundheit und mit wachem Geist ein sehr hohes Alter erreichen.

Theorien übers Altern

Altern ist mehr als eine Abnutzung des Körpers. Vielleicht kennen Sie die kleine Anekdote, in der eine ältere Frau zum Arzt geht und sich über Schmerzen im rechten Knie beklagt. »Das sind Verschleißerscheinungen, die mit dem Alter zusammenhängen. Da kann man nicht viel tun«, erklärte ihr der Arzt. Und sie antwortete: »So, so. Und warum tut mein linkes Knie überhaupt nicht weh? Das ist doch genauso alt wie das rechte.«

Die Wissenschaft ist dem Alterungsprozess auf der Spur, doch es gibt noch eine Menge Ungereimtheiten und offener Fragen. Das 20. Jahrhundert hat uns allerdings schon einige spannende Ergebnisse geliefert:

Bei jeder Teilung einer normalen Körperzelle geht ein Stückchen am Ende des DNA-Strangs verloren. Diese DNA-Enden der Chromosomen nennt man Telomere, und der stückweise Verlust ist im genetischen Programm der Zelle verankert. Das bedeutet, dass zwanzig Teilungen der Zelle möglich sind, danach stirbt die Zelle und macht so einer neuen Zelle Platz.

Ein Enzym, die Telomerase, kann die Endstücke der Chromosomen wiederherstellen, sodass diese sich nicht verkürzen und demzufolge die Lebensdauer der Zelle verlängert wird. Die Fähigkeit, Telomerase zu bilden, besitzt jede Zelle, doch in den meisten Zellen schlummert sie. Andauernd aktiv sind sie meist nur in Krebszellen, Spermienzellen und in jenen Zellen, die unsere Darmschleimhäute regenerieren. Und damit erfolgt eine unendliche Zellteilung, was im Hinblick auf unsere Fortpflanzung und Verdauung positiv ist, aber eine Krebserkrankung so problematisch macht.

Zufallsfehler in den Kraftwerken

Manche Theorien übers Altern vermuten den Schlüssel für den Alterungsprozess in Beschädigungen der Mitochondrien und der DNA der Chromosomen.

Mitochondrien sind die Kraftwerke der Zelle und für ihre Atmung und ihren Stoffwechsel zuständig. Diese im Zellplasma liegenden Körnchen verfügen über eine eigene, von der Mutter ererbte DNA. Sowohl die Mutationen der chromosomalen als auch der mitochondrialen DNA können die Funktion der Zelle beeinflussen.

Wie der leistungsschwache Motor eines alten Autos, der

mehr schädliche Abgase in die Luft abgibt als der eines neuen, lässt die Leistungsfähigkeit unserer Mitochondrien mit den Jahren nach. Bei ihrer täglichen Arbeit, Zucker in Energie umzuwandeln, entstehen immer mehr freie Radikale.

Insgesamt gesehen, liegt es also nahe, dass der Alterungsprozess das Resultat mehrerer komplexer Faktoren ist: der Ansammlung von Veränderungen in unseren Genen, gepaart mit der starken Zunahme der radikalen Angreifer und der nachlassenden Fähigkeit, diese aggressiven Moleküle zu neutralisieren, sowie der abnehmenden Kraft unserer DNA-Reparatursysteme. Zahlreiche Gene, die an diesen Vorgängen beteiligt sind, kennt man inzwischen, ohne jedoch schon realistische Möglichkeiten der Einflussnahme gefunden zu haben.

Wie die Ernährung den Alterungsprozess verlangsamen kann

Eine gesunde Ernährung wirkt nicht wie ein Zauberstab, der alle Begleiterscheinungen des Älterwerdens wegwischt. Sie kann aber viel dazu beitragen, Alterungsprozesse zu verlangsamen, sodass wir mehr Lebensqualität für uns erlangen.

Übergewicht fördert den Alterungsprozess

Eine übermäßige Nahrungsaufnahme spielt eine bedeutende Rolle beim vorzeitigen Altern. Je mehr wir essen, desto mehr freie Radikale werden von den Mitochondrien beim verstoffwechseln der Kalorien produziert. Eine Kalorienreduktion verlangsamt die Stoffwechselrate und damit auch die Anzahl der freien Radikalen. Von verschiedenen Laborversuchen untermauert, weisen die Erfahrungen der Experten darauf hin, dass ein um zehn Prozent niedrigeres Durchschnittsgewicht die Lebensdauer des Menschen verlängern kann. Dabei darf man allerdings nicht vergessen, dass eine lebenslange starke Unterernährung genauso wenig zu einer Lebensverlängerung führt wie eine dauerhafte ungesunde Ernährung mit massivem Nährstoffmangel.

Antioxidantien halten jung

Unbestritten ist, dass Antioxidantien einen gewichtigen Schwerpunkt in unserem Körperhaushalt bilden. Als Treibstoff, Schmieröl, Motor oder Katalysator dienen im Netzwerk dieser nützlichen Substanzen verschiedene Stoffe. So sorgt zum Beispiel die Alpha-Liponsäure für ein Ansteigen von Cystein (einer phosphorhaltigen Aminosäure), das die Zellen brauchen, um das Antioxidans Glutathion aufzubauen. Dieses stellt die Funktionsfähigkeit der antioxidativen Vitamine A und C wieder her. Nachdem ein Antioxidans ein freies Radikal ausgelöscht hat, oxidiert es nämlich selber und benötigt ein anderes Antioxidans, um seinen ursprünglichen Status wieder einnehmen zu können. Aufgrund dieser wechselseitig oder ergänzend ablaufenden Vorgänge ist es wichtig, diese Nährstoffe in einem ausreichenden und ausgewogenen Maß zu sich zu nehmen – entweder über die Nahrung oder bei Bedarf in Form von Nahrungsergänzungsmitteln.

Alpha-Liponsäure kommt ohne die Hilfe eines anderen Antioxidanses aus, um die Zellen vor oxidativen Schäden zu schützen. In unserer Nahrung kommt sie nur in sehr geringen Mengen vor, deshalb kann es sinnvoll sein, Alpha-Liponsäure als Nahrungsergänzungsmittel einzunehmen.

Im Idealfall sollten wir unserem Körper alle Nährstoffe über unsere Nahrung zuführen. Doch in der heutigen Zeit setzen wir unsere Abwehr- und Reparatursysteme solch einem starken Beschuss aus, dass Oxidationsprozesse im Körper leicht aus dem Ruder laufen können. Wenig Sinn hat es jedoch, nach dem Motto »Viel bringt viel« wahllos Nahrungsergänzungsmittel in uns hineinzustopfen. Im Hinblick auf die große Bedeutung der Antioxidantien – nicht nur im Verlauf des Älterwerdens – liegt die eine Lösung in einer gesunden Ernährung mit viel Obst sowie Gemüse und die andere in der zusätzlichen Zufuhr von Nährstoffen. Haben Sie den Eindruck, dass Letzteres nötig ist, sollten Sie einen differenzierten Nährstoffspiegel machen lassen. Ausgeführt wird er zum Beispiel von so genannten Anti-Aging-Ärzten – und bezahlen müssen Sie die Tests leider selber. Aber gerade jenseits der vierzig oder fünfzig dürfte sich solch eine Investition lohnen.

Mehr Muskel, weniger Fett tun der Vitalität gut

Während in jungen und mittleren Jahren Übergewicht meist eine große Belastung für den Betroffenen darstellt, können ein paar Pfund zuviel für ältere Menschen vorteilhaft sein. Da im fortgeschrittenen Alter Stürze häufiger vorkommen und oft einen Bruch der Hüfte oder des Oberschenkelhalses mit sich bringen, betrachten einige Forscher das natürliche Ansteigen des Gewichts (inklusive des Körperfettanteils) in späteren Jahren als Schutz vor den Folgen eines Sturzes.

Alte Menschen, die etwas Übergewicht haben, verfügen meist über mehr Muskeln und kräftigere Knochen, wodurch sie besser das Gleichgewicht wahren und einen Sturz leichter auffangen können. In der Muskelmasse lagern sich zudem Muskelproteinreserven ein, die gerade im Alter zur Abwehr von Gesundheitsstörungen dringend gebraucht werden. Sinkt das Muskelprotein unter 50 Prozent des normalen Levels, wird der betroffene Mensch das kaum überleben.

Für ältere Menschen ist es oft schwierig, Muskel- und Fettmasse in einem günstigen Verhältnis aufzubauen. Viele verlieren ihren Appetit, und ihr Stoffwechselhaushalt erlahmt und kann die zugeführte Nahrung nicht mehr effizient verwerten. Der nachlassende Blutfluss zum Darm beeinträchtigt dessen Transportbewegungen, was zu einer langsameren Verdauung und der übermäßigen Vermehrung unangenehmer Bakterien führt. Deshalb nehmen Verstopfungen und andere Darmbeschwerden im Alter zu.

Kalzium, Vitamin D und Vitamin B$_{12}$

Mit zunehmenden Jahren produziert der Körper weniger Magensäure, und die körpereigenen Mechanismen, die für die Aufnahme und Verwertung von Kalzium, Vitamin D und Vitamin B$_{12}$ sorgen, verändern sich. Kaubeschwerden, ein trockener Mund und eine Abnahme des Geschmackssinns tragen zu den Problemen mit bei.

Die Einnahme der problematischen Nährstoffe in einer Form, die der Körper leicht aufnehmen und verwerten kann, ist heutzutage weit verbreitet. Obwohl ich leidenschaftlich dafür plädiere, alle Nährstoffe ein Leben lang über die Nahrung aufzunehmen, bin ich dennoch ein Realist und befürworte bestimmte Nahrungsergänzungsmittel im Alter. Kalzium ist dafür ein gutes Beispiel. Eine Frau über fünfzig benötigt täglich 1500 Milligramm Kalzium, weil das rapide Absinken ihres Östrogenspiegels die Absorption von Kalzium stark beeinträchtigt. Und diese Menge lässt sich kaum mehr aus der Nahrung holen.

Die bekannteste Gesundheitsstörung im Zusammenhang mit Kalzium ist die Osteoporose, bei der die Knochenzellen schneller ab- als aufgebaut werden. Als Gegenmaßnahme haben sich eine gesunde Ernährung, wie sie in diesem Buch beschrieben wird, und ein den individuellen körperlichen Möglichkeiten angepasstes Bewegungstraining bewährt. Nicht nur Frauen, sondern auch Männer brauchen Vitamin D in einer leicht absorbierbaren Form, um dem Körper die Verwertung zu ermöglichen.

Vitamin-D-Mangel kommt bei älteren Menschen häufig vor, besonders in Regionen, in denen der Winter lang und kalt ist. 20 Minuten pro Tag Aufenthalt in der Sonne halten den körpereigenen Vitamin-D-Haushalt in Schwung. Doch die zusätzliche Einnahme dieses Vitamins ist im Alter meist anzuraten.

Hormone, Libido und Gedächtnis

Das sind drei Bereiche, die uns im Alter einiges zu schaffen machen.

Sind Phytoöstrogene nützlich?

Phytoöstrogene, wozu die Isoflavone in Soja gehören, werden als Mittel gegen klimakterische Beschwerden heutzutage intensiv diskutiert, zumal die Hormonersatztherapie erneut sehr kritisch betrachtet wird.

Man weiß, dass Phytoöstrogene, obwohl es sich dabei nicht um echte Östrogene handelt, eine hormonausgleichende Wirkung besitzen. Auch auf die Knochendichte haben sie einen günstigen Einfluss. Wie man an den Japanerinnen, die sich ihr Leben lang von sojareicher Kost ernähren, sieht, unterliegen sie einem geringeren Risiko, an Brust- oder Gebärmutterkrebs zu erkranken, als die Frauen westlicher Ländern.

Phytoöstrogene bringen nicht die Nebenwirkungen mit sich, die von den künstlichen Hormonen der Hormonersatztherapie ausgehen. Im Handel gibt es eine Reihe von frei verkäuflichen, wirksamen Phytoöstrogen-Präparaten. Man sollte dennoch nicht ohne Rücksprache mit dem Gynäkologen eine Behandlung auf eigene Faust vornehmen. Viele Frauen können mit einer durchdachten Ernährung, bei der Kalzium und Vitamin D Hauptrollen spielen müssen, und einem leichten Bewegungstraining die Wechseljahresbeschwerden gut meistern. Regelmäßige Krebsvorsorgeuntersuchungen und die Feststellung des persönlichen Hormonstatus sollten heutzutage zur Routine gehören. Wobei Letzteres immer noch vernachlässigt wird und Hormone jeglicher Art anscheinend von vielen Ärzten nach dem Gießkannenprinzip verordnet werden.

Erhalten Sie sich die Freude am Sex

Die sexuelle Lust hängt bei Frauen mit dem Zusammenspiel von Testosteron und Östrogenen zusammen. Mit Eintritt in die Wechseljahre nehmen diese Geschlechtshormone ab, was bei manchen Frauen eine sexuelle Unlust mit sich bringt. Diese Begleiterscheinung der Wechseljahre sollte man nicht einfach als gegeben hinnehmen, weil das Sexualleben des Menschen ja nicht nur der Fortpflanzung, sondern auch der Lustbefriedigung dient. Sprechen Sie mit Ihrem Arzt über einen Ausgleich des Testosteron- und Östrogenverhältnisses. Viel kann man auch hier über die Ernährung und körperliche Bewegung verbessern.

Das gilt auch für Männer, obwohl sie ja nicht mit solchen Hormonschwankungen kämpfen müssen wie die Frauen. Die männliche Libido funktioniert, solange der Mann gesund ist. Aber vor Erektionsstörungen sind Männer ab einem gewissen Alter nicht gefeit. Diabetes oder Arteriosklerose tragen ein dickes Scherflein dazu bei.

Auch wenn Sie es jetzt vielleicht nicht so gerne wiederholt hören: Eine gesunde Lebensweise ist einer der besten Garanten für ein erfülltes Sexualleben in fortgeschrittenen Jahren.

Antioxidantien gegen Gedächtnisstörungen

Ein Nachlassen des Gedächtnisses im Alter gilt als normal. Gedächtnistraining, altersgerechte Ernährung und ein aktives Leben können diesem Schwachpunkt erfolgreich entgegenwirken. Die Lektüre der diesbezüglichen Ratgeber lohnt sich genauso wie ein Blick auf die Nahrungsergänzungsmittel, die unsere Gedächtnisleistung fördern.

Problematisch wird es, wenn es zu Hirnleistungsstörungen oder gar zur Alzheimer-Krankheit kommt. Die Forschung bemüht sich weltweit, diesen fatalen Altersphänomenen auf die Spur zu kommen und Mittel dagegen zu finden. Da man weiß, dass die körpereigenen Oxidationsprozesse auch die Neuronen des Gedächtniszentrums unseres Gehirns schädigen, befasst man sich auch mit dem Einsatz von Antioxidantien. So hat man mit einer therapeutischen Dosis von Vitamin E schon einige positive Erfahrungen gemacht. Sowohl die klinischen als auch die Laborversuche sind noch in vollem Gange. Aber so viel steht bereits fest: Eine Nahrung, die reich an Antioxidantien ist, gehört zu den sinnvollen und wirksamen Maßnahmen, um unser Gehirn lange leistungsfähig zu halten.

Teil III

Unsere Ernährung – Einblicke und Ausblicke

15 Praktische Ernährungsleitlinien für den Alltag

Sie werden wahrscheinlich schon selbst festgestellt haben, dass Ernährung eine ziemlich komplexe Angelegenheit ist, die sowohl unser tägliches Leben als auch zahlreiche Bereiche der Wissenschaft umfasst. Unsere aus Urzeiten stammende genetische Programmierung hat auf unsere Ernährungsweise einen genauso großen Einfluss wie kulturelle und wirtschaftliche Entwicklungen. Ich habe versucht, Ihnen einige Zusammenhänge zu erklären. Jetzt möchte ich Ihnen noch einige praktische, kurz gefasste Leitlinien und interessante Informationen an die Hand geben.

Gesund essen ist gar nicht so schwer

Am besten fängt man damit im Mutterleib an. Nicht umsonst wird immer wieder betont, dass eine werdende Mutter mit ihrer eigenen Ernährung über das Wohl und Wehe ihres Kindes entscheidet.

Geben Sie Ihrem Kind den bestmöglichen Start ins Leben

Die schwer wiegenden Folgen einer Mangelernährung während der Schwangerschaft sind hinreichend bekannt. Ich kann daher nur jeder werdenden Mutter ans Herz legen, während der Schwangerschaft ihrer Ernährung besonders viel Aufmerksamkeit zu widmen. Sie legt damit den Grundstein für die spätere Gesundheit ihres Kindes. Genauso viel Bedeutung besitzt die Ernährung der Mutter während des Stillens. Doch mit dem Abstillen hat sie ihre »Ernährungspflicht« noch nicht erfüllt, denn die Ernährungsweise in den Kleinkinderjahren prägt das Essverhalten der Erwachsenen. Sorgen Sie also dafür, dass Ihre Kinder von klein auf Geschmack an einer Nahrung finden, die alle lebenswichtigen Nährstoffe enthält.

Essen Sie nur, wenn Sie hungrig sind

In dem Moment, in dem wir unsere Nahrung selber auswählen können, tritt der Geschmack stark in den Vordergrund. Wie häufig essen wir, weil es uns schmeckt und nicht, weil wir hungrig sind? Auch andere Faktoren wie Stress, Kummer, Frust, Langeweile oder Einsamkeit verführen uns zu einem Essen, das unser Körper eigentlich gar nicht braucht.

Wie leicht das Essen aus Langeweile und dem Wunsch nach Ablenkung oder Unterhaltung erfolgt, zeigte ein Versuch in einem Seniorenheim in Los Angeles. Man stellte den Bewohnern einen eigenen Kühlschrank, vollgepackt mit Snacks und Leckereien aller Art, ins Zimmer. Obwohl ihr tägliches Essen ausgewogen, nährstoffreich und ausreichend war, wanderten sie aus purer Langeweile immer wieder zu ihrem eigenen Kühlschrank und aßen irgendetwas. Nach einigen Monaten musste man die Kühlschränke wieder entfernen, weil die Körperfettmasse aller Kühlschrankbesitzer sichtbar zunahm. Das Essen als Form der Unterhaltung hatte ihre natürlichen Signale »Ich bin satt« beziehungsweise «Ich habe Hunger« vollkommen aus dem Takt gebracht.

Konzentrieren Sie sich aufs Essen

In unserer hektischen Zeit nehmen sich immer weniger Menschen Zeit zum Essen. Manche Leute merken noch nicht einmal richtig, was sie eigentlich zwischen Tür und Angel in sich hineinschaufeln. Damit bringen wir nicht nur unseren Stoffwechsel durcheinander, was uns Übergewicht bescheren kann, sondern wir lassen uns auch den wahren Genuss an der Nahrung entgehen. Unsere Geschmacksknospen, die bei dem schnellen Futtern gar nicht reagieren können, melden ständig »Mehr essen, wir wollen befriedigt werden«. Also essen wir wiederum etwas und fügen dem durch das Stoffwechselchaos angelagerten Körperfett noch ein paar überflüssige Pfunde hinzu.

Konzentriert essen, jeden Bissen schmecken und spüren erspart uns hunderte von Kalorien und hilft dem Körper, das Optimale aus der Nahrung zu ziehen.

Bringen Sie Ihre Geschmacksknospen auf die Reihe

Warum stürzen wir uns andauernd auf fettreiche und süße Nahrungsmittel? Weil sie gut schmecken und nicht das Gefühl eines vollen Magens vermitteln. Und die Nahrungsmittelindustrie tut alles, damit ihre Produkte noch einen besseren Geschmack, der unsere Geschmacksknospen noch mehr kitzelt, bekommen.

Die Lust auf Süßes steckt seit Urzeiten in unserem genetischen Programm. Unsere alten Vorfahren deckten sie allerdings mit Obst und Gemüse. Doch die kulturelle Entwicklung brachte immer mehr Methoden mit sich, mit denen wir Zucker isolierten und künstliche Süßmittel erfanden. Aber unsere Gene haben sich nicht verändert, während Süßes immer süßer wurde und unsere Geschmacksknospen sich an diese intensive Süße gewöhnten.

Dieses Überziehen des Geschmacks breitete sich in jeder Richtung aus, denn auch Salziges wurde immer salziger, Fettes immer fetter. Und heute scheinen unsere Geschmacksknospen nur zufrieden zu sein, wenn man ihnen eine volle Breitseite an Geschmack liefert. Nur zu gern hilft uns die Nahrungsmittelindustrie, mit schweren süßen, salzigen und fetten Essens-Geschützen aufzufahren.

Auch bei den Ballaststoffen hat man Mittel und Wege gefunden, sie aus allem, was den meisten Leute schmeckt, so zu eliminieren, dass man bloß nicht satt wird. Kalorienmäßig würden 20 Kartoffelchips ausreichen, um den kleinen Hunger zu stillen. Doch wer hört nach einer Hand voll dieser köstlichen Knabberei auf? Nein, man futtert die ganze Tüte leer, weil man überhaupt nicht merkt, welche Kalorienmengen da im Magen landen. Davon lebt die Nahrungsmittelindustrie schließlich zum großen Teil.

Schlagen Sie den Herrschaften ein Schnippchen. Gewöhnen Sie Ihre Geschmacksknospen Schritt für Schritt an die köstliche Süße der Früchte, an die wunderbar sättigenden Ballaststoffe der Gemüse und Hülsenfrüchte. Ersetzen Sie das Salz weitgehend durch wohlschmeckende Gewürze und Kräuter. Nehmen Sie nur so viel Fett zu sich, wie Ihr Körper wirklich braucht. Genießen Sie den intensiven, genussvollen Geschmack gesunder Kost! So können die körpereigenen, in Ihren Genen verankerten Substanzen Sie auch nicht überrollen. Die Verführer heißen Dopamin und Serotonin.

Dopamin: Das ist ein Botenstoff, der sich in unserem ganzen Nervensystem findet und der Gefühle der Zufriedenheit und Freude in uns auslöst. Man nimmt an, dass er bei Süchten (Alkohol, Drogen usw.) eine gravierende Rolle spielt, indem Veränderungen in den Dopamin-Rezeptoren des Gehirns »Meldefehler« verursachen. Das heißt, es stellt sich nicht das Gefühl der Befriedigung und Freude ein, sondern das Verlangen nach einem bestimmten Stoff hält permanent an.

Serotonin: Dieser auch als Glückshormon bezeichnete Botenstoff ist für die Signalübertragung zwischen den Nervenzellen nötig. Für den Serotoninaufbau ist als Vorstufe eine Aminosäure – das Tryptophan – nötig.

Tryptophan muss zunächst ins Gehirn gelangen und dabei die Blut-Hirn-Schranke mit ihren spezialisierten Proteinen passieren.

Kohlenhydrate zum Beispiel kurbeln den Serotoninaufbau an, weil sie den Insulinspiegel erhöhen, was wiederum den Tryptophaneinfluss ins Gehirn fördert. So kann es bei manchen Menschen durch »Fehlschaltungen« zu einer Kohlenhydratsucht kommen.

Auch Licht hat einen Einfluss auf die Serotinproduktion und führt in lichtarmen Jahreszeiten zu depressiven Verstimmungen, die man heute »Winter-Blues« nennt. Bei kohlenhydratsüchtigen Menschen vereinen sich häufig Übergewicht, falsches Essverhalten und Depressionen. Eine Verbesserung der Ernährungsweise hilft in vielen Fällen, diese Symptome zu lindern.

In zahlreichen Nahrungsmitteln des Gesundheitsfarben-

Ernährungssystems steckt Serotonin beziehungsweise Tryptophan, zum Beispiel in Ananas, Avocados, Bananen, Datteln, Feigen, Papayas oder in Feldsalat, Porree, Rote Bete, Petersilie, Tomaten, Möhren und Nüssen.

Der Hinauswurf aus dem Garten Eden

Die Nahrung, die heute auf unserem Tisch gelangt, steht am Ende einer zwei Millionen Jahre langen evolutionären Entwicklung des Menschen. An irgendeinem Punkt haben wir den Garten Eden, der unsere Ernährung und unsere Gene in Einklang leben ließ, verlassen. Eine industrialisierte Umwelt zwingt uns, gegen unser genetisches Programm zu arbeiten. Das betrifft nicht nur die Art der Nahrung, sondern auch die Signalsysteme unseres Körpers, die uns Sattsein und Hunger melden. Uns steht Nahrung zur Verfügung, wann immer wir

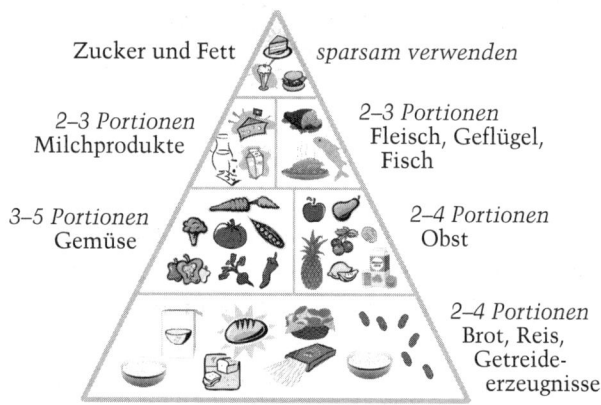

Zucker und Fett — *sparsam verwenden*

2–3 Portionen Milchprodukte

2–3 Portionen Fleisch, Geflügel, Fisch

3–5 Portionen Gemüse

2–4 Portionen Obst

2–4 Portionen Brot, Reis, Getreideerzeugnisse

Ernährungspyramide mit Ernährungsempfehlungen, die von Experten international befürwortet werden. Eine Portion entspricht 30 Gramm. Angegeben ist die tägliche Menge.

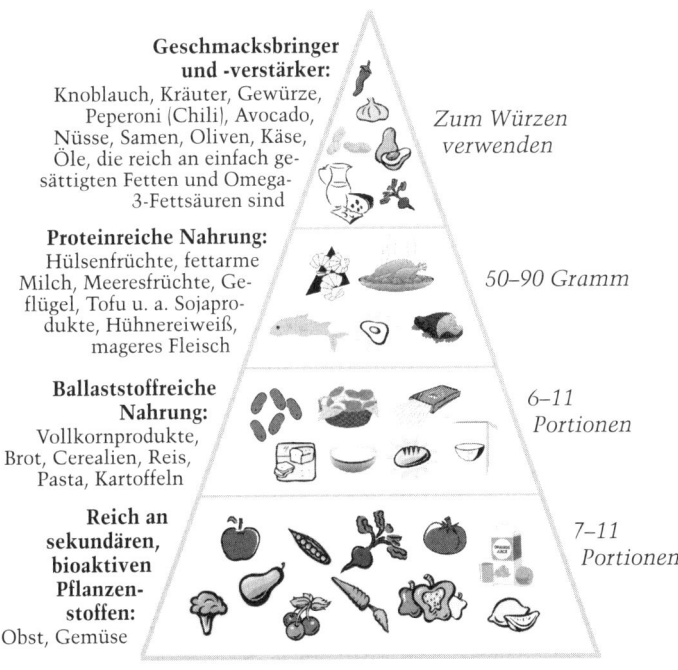

Geschmacksbringer und -verstärker:
Knoblauch, Kräuter, Gewürze, Peperoni (Chili), Avocado, Nüsse, Samen, Oliven, Käse, Öle, die reich an einfach gesättigten Fetten und Omega-3-Fettsäuren sind

Zum Würzen verwenden

Proteinreiche Nahrung:
Hülsenfrüchte, fettarme Milch, Meeresfrüchte, Geflügel, Tofu u. a. Sojaprodukte, Hühnereiweiß, mageres Fleisch

50–90 Gramm

Ballaststoffreiche Nahrung:
Vollkornprodukte, Brot, Cerealien, Reis, Pasta, Kartoffeln

6–11 Portionen

Reich an sekundären, bioaktiven Pflanzenstoffen:
Obst, Gemüse

7–11 Portionen

Ernährungspyramide mit modifizierten Ernährungsempfehlungen, die vom Autor dieses Buches und seinem Team empfohlen werden.

wollen, während unsere Gene noch auf Nahrungssuche und zeitweiligen Hunger eingestellt sind. All das schafft ein Ungleichgewicht, das Übergewicht und Nährstoffmangel im Schlepptau führt und das den Weg zu Krankheiten wie Herzerkrankungen, Diabetes und Krebs nicht nur geebnet, sondern platt gewalzt hat.

Auch den Wert und Nährwert unserer Nahrung haben wir durch Monokulturen, Intensivanbau und die Verwendung von Schädlingsbekämpfungsmitteln auf ein bedenkliches Niveau gebracht. Den Menschen in den industrialisierten Ländern wird ein grundlegendes und möglichst rasches Umdenken nicht erspart bleiben. Vieles, was die Landwirtschaft betrifft, ist bereits seit Jahrzehnten im Gange, immer wieder gebeutelt von Skandalen und Entdeckungen neuer schädlicher Stoffe. Zurück in den Garten Eden der Steinzeit können wir nicht mehr, aber wir können moderne Erkenntnisse nutzen, um uns vor Krankheiten zu schützen und uns ein vitales, gesundes Leben zu schaffen. Das Gesundheitsfarben-Ernährungssystem kann dazu eine ganze Menge beitragen. Dass es sich dabei um eine vielseitige Ernährung handelt, zeigen die Abbildungen der beiden Ernährungspyramiden auf Seite 302 und 303.

16 Wer hat bloß die Chips und Fritten erfunden?

Haben Sie sich jemals Gedanken über die Nahrung, die Sie täglich essen, gemacht? Die wenigsten Menschen tun das. Die meisten Leute nehmen an, dass sich an dem Nährstoffbedarf des Menschen seit Adam und Eva im Prinzip nichts geändert hat. Doch meinen Sie vielleicht, unsere Urahnen hätten schon irgendetwas gegessen, was den industriell bearbeiteten Lebensmitteln, die bei uns heute jeden Tag auf den Tisch kommen, auch nur im Entferntesten geähnelt hätte?

Mehr wissen über unsere moderne Kost

Die modernen, in den USA »erfundenen« Nahrungsmittel haben sich nicht nur in den Staaten im Eiltempo ausgebreitet, sondern innerhalb kürzester Zeit fast jeden Winkel unserer Erde erobert. Wer kennt heutzutage nicht Kartoffelchips, Pommes frites, Hotdogs, Eiscreme, Erdnussbutter oder Doughnuts? »Na gut, man kennt sie, doch was bringt es, wenn ich mehr darüber weiß?«, fragen Sie jetzt vielleicht. Viel! Denn die moderne Ernährungsgeschichte macht Ihnen bewusst, dass diese Nahrungsmittel im Schlepptau unserer kulturellen und wirtschaftlichen Entwicklung aufgetaucht sind und genauso wie diese über unsere biologischen Grundstrukturen hinweggefegt sind. Doch auch eine Chance lässt sich daraus filtern. Wenn diese Art der Nahrung so schnell populär werden konnte, warum sollte das nicht auch mit ei-

ner gesunden Nahrung gelingen? Teile der Nahrungsmittelindustrie setzen bereits auf den Gesundheitsfaktor. Doch die
Botschaft ist noch nicht an aller Ohren gedrungen. Und dabei wäre das Propagieren der gesunden Ernährung doch ein so
lohnendes, weites Feld, auf dem jede Regierung dieser Welt
Pluspunkte sammeln könnte. Doch wie auch immer, wer
sich selbst informiert, liegt bei der Gesundheit vorn.

Die Geschichte der Kartoffelchips

Thomas Jefferson, dritter Präsident der USA und Hauptver-
fasser der amerikanischen Unabhängigkeitserklärung, soll
höchstpersönlich das Rezept für *french fried potatoes* (Pommes frites) aus Frankreich mitgebracht und sie auf den Speiseplan des Weißen Hauses gesetzt haben. Aus diesen – damals noch sehr klobigen – Pommes haben sich die Ur-Kar-
toffelchips, die »Saratoga Chips«, entwickelt:

1853 beschwerte sich ein Gast in dem Restaurant *Moon's
Lake House* in Saratoga Springs (Bundesstaat New York)
lautstark über die zu dicken Pommes auf seinem Teller. Und
als er dann auch noch die dünner geschnittenen Kartoffel-
stäbchen ablehnte, schnitt der Koch vor lauter Wut die Kartoffeln so hauchdünn, dass sie nach dem Frittieren als kros-
se Kartoffelscheibchen bei dem meckernden Gast landeten.
Der musste diese Knusperscheiben mit den Händen essen,
weil sie sich nicht mit der Gabel fassen ließen. Zum Erstau-
nen des Kochs war der Gast hellauf begeistert. Und damit
hatte der Restaurantbesitzer George Crum, ein amerikani-
scher Koch indianischen Ursprungs, eine neue Spezialität er-
funden.

Die einen bestehen auf dem Wahrheitsgehalt dieser Geschichte, die anderen verweisen sie ins Reich der Legende.

Zunächst wurden die Chips nur in Restaurants serviert, bis dann in den 1890er Jahren in Ohio die erste Chipsfabrik entstand. Ihren triumphalen Siegeszug in die Haushalte traten die Chips um 1933 nach der Erfindung der Frischhalteverpackungen an. Heute kauen weltweit Milliarden Menschen genüsslich diese kalorienreiche Kartoffelvariante, und so mancher schafft sich damit peu à peu die Fettpölsterchen auf den Leib, denn 20 Chips haben immerhin 150 Kalorien.

Wer nicht sein tägliches Kalorienkontingent mit dieser zugegebenermaßen leckeren Knabberei belasten will, aber dennoch nicht darauf verzichten möchte, muss sich auf die Suche nach Light-Chips machen. Die bringen nur die Hälfte der Kalorien mit sich, stecken aber immer noch voller Fett. Wenig Fett versteckt sich in den LOW-FAT-30-Kartoffelchips, die TSCHIPPS heißen. Leider findet man sie noch nicht in allen Supermärkten (Info im Internet unter www.lowfat.de).

Nicht ohne meine Doughnuts

Doughnuts (auch Donuts geschrieben) sind aus dem amerikanischen Speisezettel wohl so wenig wegzudenken wie die Hamburger. Immerhin produziert man in den USA zehn Millionen Doughnuts pro Jahr. Und davon landet bestimmt kaum einer in der Mülltonne. Daher machen die Doughnut-Hersteller auch alle möglichen Verrenkungen, um diese Fett- und Zuckerbomben in kalorienarmen und cholesterinfreien Varianten anzubieten.

In Europa halten sich die Doughnuts-Fans in Grenzen, vielleicht weil die heimischen in Fett Ausgebackenen den Fettkringeln aus den USA noch immer den Rang ablaufen.

Eigentlich sind die Doughnuts nach Hause zurückgekehrt, denn ihr Vorbild kam um 1800 als »Ölkuchen« von Holland in die USA. Im Grunde genommen sind sie nichts anderes als Krapfen, die man seit dem Mittelalter kennt und die es heute in zahllosen regionalen Versionen gibt. Den einzigen Unterschied bildet das Loch. Das Urheberrecht auf dieses Loch nimmt der Kapitän Hanson Gregory für sich in Anspruch, denn er ließ erstmals ein Loch in die Mitte des Doughnut-Teiges bohren, weil das Gebäck sich so angeblich besser ausbacken ließ.

Falls Sie ein Doughnut-Liebhaber sind: Der Kringel birgt rund 300 Kalorien und 18 Gramm Fett in sich.

Wie aus Dackel-Würsten Hotdogs wurden

Pate für die in einem Brötchen versenkten Würstchen standen die Frankfurter Würstchen, die in Deutschland schon im Mittelalter verspeist wurden. In den USA wurde die rote Wurst unter der Bezeichnung *dachshound sausage*, also Dackel- oder Dachshund-Wurst, erstmals im Jahr 1871 verkauft.

Damals zog der deutsche Einwanderer Karl Feldmann mit einem zur Würstchenbude umgestalteten klapprigen Handkarren über Coney Island – die Hoffnungsinsel aller Einwanderer und Tor zum Land der unbegrenzten Möglichkeiten. Für Feldmann, der sich dann Charles Feltman nannte, würde der »amerikanische Traum« wahr – er starb als steinreicher Mann, dank seiner Würstchen-Sandwiches, die mit einem kometenhaften Aufstieg die Mägen der Amerikaner eroberten.

Den Namen Hotdog verdankt die Wurst, die sich in den Händen der amerikanischen Würstchenmacher zu einer ziemlich wabbeligen Angelegenheit entwickelte, dem Sportcartoonisten Tad Dorgan. Er zeichnete während eines Spiels der *New York Giants* ein Brötchen, in dem ein lustig aussehender, kläffender Dackel steckte. Darunter schrieb er lapidar »Hotdog«. An diesem Namen fanden die Leute so viel Gefallen, dass die Dackel-Würste umgehend in Hotdogs umbenannt wurden.

Um die Hotdogs ranken sich noch unglaublich viele andere wahre, halbwahre oder erfundene Geschichten. Es gibt sogar ein »Hotdog Information Bureau« in Washington D.C., das alle Informationen über diese Ikone der modernen Esskultur sammelt und gewiss jede Hotdog-Frage beantworten kann, sei sie noch so weit hergeholt.

Auf den Punkt gebracht

Nun sind wir am Ende des Auffädelns einer Perlenkette, die aus vielen Informationen, praktischen Anleitungen und Erläuterungen von Zusammenhängen besteht. Schließen wir die Kette mit einem Verschluss, der »Gesundheit durch gesunde Ernährung« heißt. Und zu dem der Weg über das Einbinden von Obst und Gemüse in die tägliche Nahrung führt. So haben Sie ein wertvolles Stück Lebensqualität in der Hand und eine ausgezeichnete Chance, den Volks- und Killerkrankheiten unserer Zeit vorzubeugen.

Die Nahrung, die Sie ab jetzt essen, ist kompatibel mit Ihren Genen, schützt Ihre DNA und lässt Sie mit einiger Sicherheit besser und länger leben.

Sie werden sich wohl fühlen und – nicht zuletzt – Ihre Figur mögen!

Viel Spaß mit den sieben Gesundheitsfarben!

Sachregister

Rezeptregister